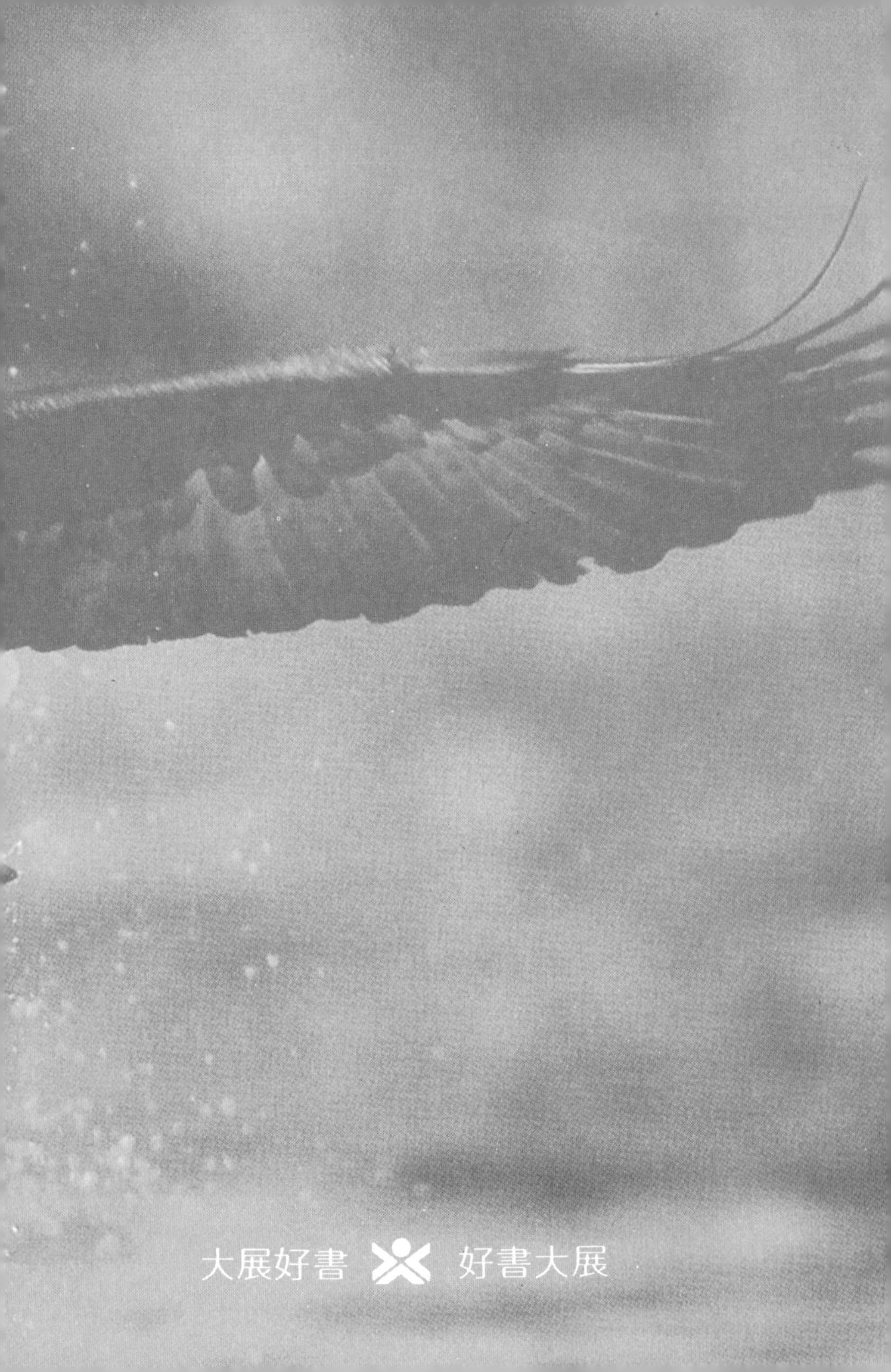
大展好書 好書大展

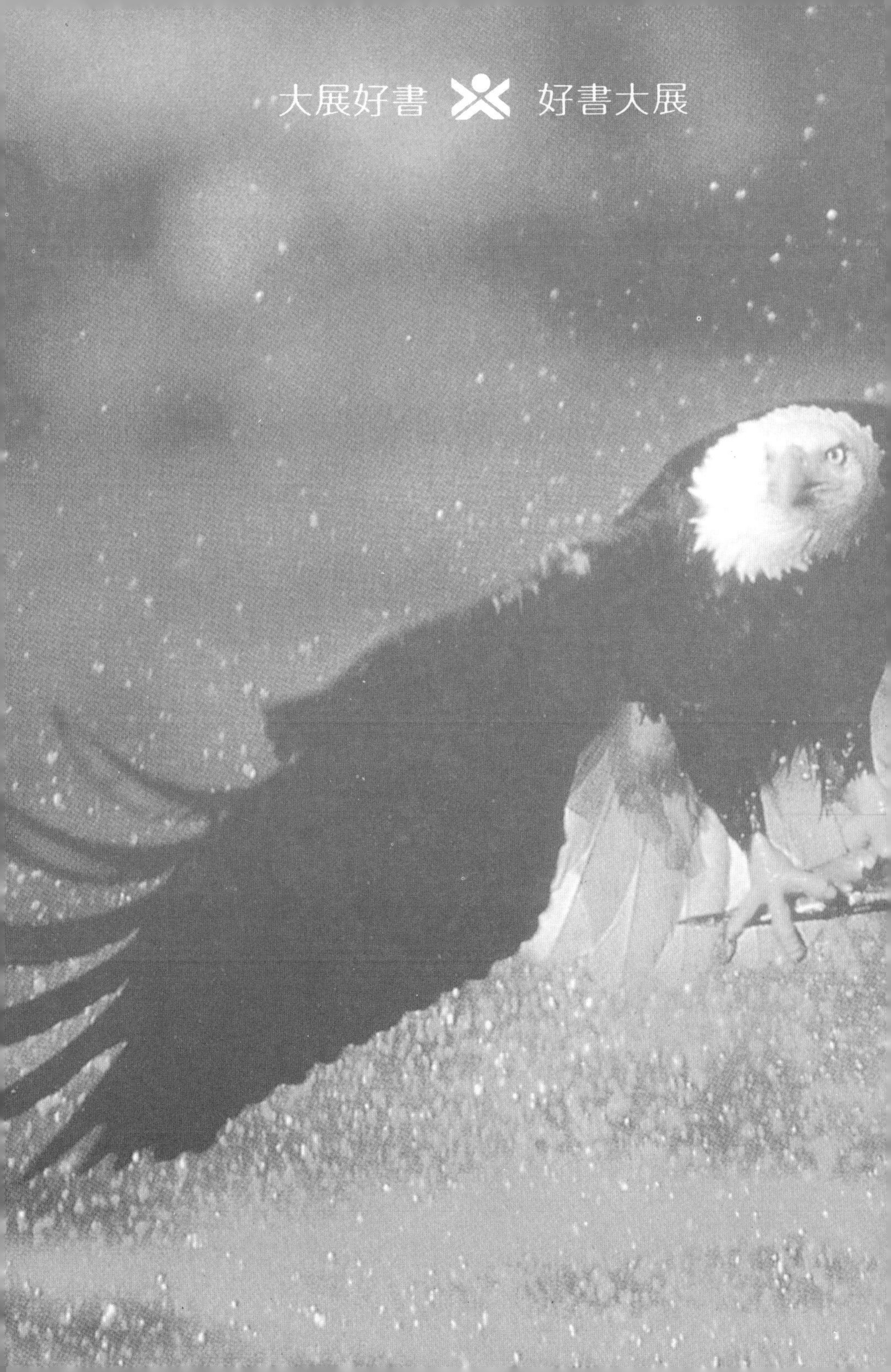
大展好書 好書大展

家庭醫學保健
9

橡皮帶健康法

山田　晶
山田昇太郎　著
張果馨　譯

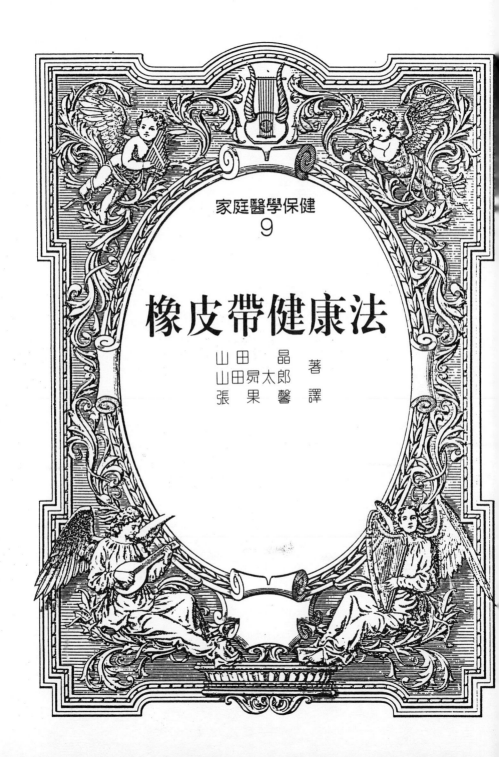

『我和椎間盤突出症作戰』

大橋　弘（59歲・職員・東京都）

一九九二年二月中旬，腰部疼痛……一年前也出現同樣的情形。

「到底是怎麼一回事啊！」

不曾生過大病的我，考慮接受醫院的診治……。

「檢查結果沒有異常，可能是疲勞過度所造成的，為你牽引一下好了。」

於是每天晚上看門診，同時也到朋友所介紹的「針灸」院去治療，但是疼痛卻更為嚴重。

同年五月二十二日早上，突然感覺到一陣劇痛。當時想要下床，但是身體卻動彈不得。

「從右臀部到大腿內側，從小腿肚到腳尖，出現麻痺刺痛感。」

被救護車送到醫院以後，接受「遮斷治療」，亦即在脊椎處注射止痛針。經過半個小時，疼痛緩和，於是回家臥床休息。

第二天早上，又出現劇痛，於是趕緊乘坐救護車到同一家醫院住院治療。檢查結果是輕度的椎間盤突出症，只要躺二、三天休養，就能夠痊癒（對於未曾向公司請假的我而言，這是一大憾事……）。但是，從這一天下午開始，還是為劇烈的疼痛而苦惱。

大腿有如被刺刃劃開般的疼痛不止。連續三、四天無法成眠。可能是身體過度的用力，左膝外側出現褥瘡，受到百般的折磨。對於自己的悲慘遭遇，不禁流下眼淚。雖然嘗試各種方法，最後還是住進醫院，每天接受CT電腦斷層掃描、MRI、X光等檢查。尤其是接受X光檢查時，會在脊椎處注入白色的液體，之後真是痛苦難當……檢查後的四個小時內，身體無法動彈，真的是想放棄治療了。四天後，醫生的檢查報告是：

「無特殊異常，可以出院了。」

儘管如此，但是從腰到腳的疼痛依然無法消除。

「這個疼痛到底是怎麼一回事呢？」

我詢問醫生。

「很痛嗎？痛的情形又是如何呢？」

「右大腿如被利刃劃開般的疼痛，如果疼痛再不停止，那麼不如從大腿根部將右腿切斷算了。」

當時我真的是這麼想。在醫院只進行遮斷療法，每週一次做脊椎注射，最後我只有無奈的出院。在住院期間，翻閱醫療雜誌，看到關於「骨盤健康法」的報導。於是在一九九二年七月七日，第一次接受山田晶醫師的診斷與指導，進行「骨盤的治療」，以及利用橡皮帶的扭腰運動。

「這麼做果真就能夠痊癒嗎？」

我半信半疑的開始嘗試。最初只能勉強的做五、六次，經過二週以後，已經能夠做二百、三百次，連自己都感到很驚訝。這樣下去的話，一定能夠痊癒……於是每天進行扭腰動作。

很快的，一年過去了。住院期間所發生的事，對我來說，好像作夢一般。我不想再勾起那痛苦的回憶，所以每天做扭腰運動。住院期間，有許多和我同病相憐的人都接受手術治療，但是我卻不需要動手術就能夠恢復，能邂逅這種「骨盤治療法」，真是太幸運了。

骨盤療法的威力

大橋先生因為工作的關係，認識很多醫生朋友，因此能夠接受各種的檢查。

但是，每一位醫生都無法明確的說明原因，使他感到非常不安。並沒有類似疾病的疾病，但是在很有元氣的情況下工作時，腰部卻突然出現劇痛，真是令人驚訝。

我們在說明骨盤的構造時，因為大橋先生原本就對這一方面擁有豐富的知識，因此能夠馬上了解其根本的結構。由於能夠感覺到效果，因此他努力的做運動，想要脫離劇痛。在這一方面付出的努力，讓我們感到無比的驚訝。

大橋先生的腰痛、坐骨神經痛的症狀，是典型的骨盤歪斜所造成。因此，我們藉著橡皮帶健康法，很容易的就能夠使其痊癒。但是必須要他本人願意綁上橡皮帶做扭腰體操，才能夠完全痊癒。

『橡皮帶健康法』，除了由於特殊原因所引起的腰痛，或因為意外事故的外傷導致坐骨神經痛以外，幾乎是在任何情況下都能得到畫時代效果的腰痛治療法之一。

現在，大橋先生在工作與日常生活中，幾乎沒有任何的不便，能夠輕鬆度日。但是為了預防日後的再發以及防止老化，他仍持續實行橡皮帶健康法。

就像感冒時會到醫生那兒接受診療一樣，只要覺得腰部稍有異狀，就要利用橡皮帶來進行骨盤療法。

尤其在我們的健康中心，排除民間醫療經常出現的宗教色彩和貴族意識，希望能夠成為一種基礎醫療。

這一次在本書中是以腰痛為主，為各位敘述各種的症狀。但是不只是骨盤的平衡，連頭部、胸部的立體構造的歪斜，以及再架構的可能性等，也會加以解說，希望各位能夠用心閱讀。

骨盤健康中心所長　山田　晶

目錄

前言……三

第一章　一億人的腰痛度檢查

你能掌握身體的危險信號嗎？……二〇

檢查1　早上洗臉時腰痛……二一
檢查2　從坐姿的狀態中站起來時感到疼痛……二三
檢查3　坐在椅子上時，腳不交疊就會覺得痛苦……二五
檢查4　在車上喜歡靠門邊站……二七
檢查5　肚臍不在身體的中心……二九
檢查6　走路內八字……三〇

檢查7 走路經常跌倒……三二
檢查8 仰躺睡覺很辛苦……三三
檢查9 嘴巴是否歪斜……三五
檢查10 不易熟睡……三六
檢查11 鞋底磨損的情形左右不同……三七
檢查12 年輕時白髮急速的增加……三九
檢查13 雖然不疲倦卻會打呵欠……四〇
檢查14 稍微動一動就汗流浹背……四一
檢查15 經常感覺側著頭似的；或是別人說你側著頭……四二
檢查16 是否有肩部痠痛、頭痛的毛病呢？……四四
檢查17 性交時是否感覺疼痛……四五
檢查18 肌膚容易乾燥……四六
檢查19 對食物的好惡差異是否很大呢……四七
檢查20 眼睛是否模糊……五〇

第二章　不要對腰痛絕望

骨盤是活動的……五四
骨盤歪斜的最大理由在於骶骼關節……五八
矯正骨盤歪斜的橡皮帶……五九
人類具有自然治癒能力……五九
橡皮帶是爲了補足對抗力……六一
利用橡皮帶健康法擊退各種腰痛……六二
急性腰痛症（閃腰）……六二
慢性腰痛症……六三
椎間盤突出症、坐骨神經痛……六四
腰部肌膜炎……六八
橡皮帶對於腰痛以外的疾病也能夠發揮其威力……六八

趕緊進行橡皮帶健康法 …… 六九
首先準備橡皮帶 …… 六九
橡皮帶的正確綁法 …… 七〇
綁在骶骼關節的位置比較有效 …… 七〇
請勿直接接觸肌膚 …… 七二
決定位置時以拳頭爲準 …… 七二
綁在腰上沒有效果 …… 七二
緊度的秘訣是不鬆不緊 …… 七三
橡皮帶體操的正確作法 …… 七三
扭腰時不可以曲膝和抬腳 …… 七四
左右平衡扭腰 …… 七四
在不感到疲倦的程度下慢慢增加次數 …… 七六
橡皮帶健康法要與生活時間配合實行 …… 七六
扭腰時撐著身體就能夠安心 …… 七七

日常生活之中綁著橡皮帶也能得到很大的效果……七七
日常生活中綁橡皮帶要稍微放鬆些……七七
綁著橡皮帶在生活中也能夠緩和腰痛……七八
利用橡皮帶健康法趕走肩部痠痛、膝痛……七九
肩部痠痛、五十肩的原因……七九
膝或股關節痛的原因……八一

第三章　從腰解決的各種疾病

症例①　異位性皮膚炎……八六
症例②　膝痛……八九
症例③　肌腱炎……九一
症例④　手浮腫……九三
症例⑤　顎關節痛（症）……九五

症例⑥ 頭痛……九八
症例⑦ 身心恢復年輕……一〇一
症例⑧ 不容易感冒……一〇四
症例⑨ 坐骨神經痛……一〇七
症例⑩ 腰痛和腳底長繭……一〇九
症例⑪ 化膿症……一一一
症例⑫ 便秘……一一三
症例⑬ 腰痛、肩部痠痛……一一五
症例⑭ 五十肩……一一八
症例⑮ 眼睛疲勞……一二一
症例⑯ 不再咳嗽……一二三
症例⑰ 腰椎椎間盤突出症……一二五
症例⑱ 脊椎椎間盤突出症……一二九

第四章 健康從腰開始，人生也從腰開始

母親所做的事……………………………………一三四
食物的好惡……………………………………一三七
取得平衡………………………………………一三九
關於立體構造的歪斜…………………………一四二
隱藏老化訊息的文明、文化…………………一四七
毛髮……………………………………………一四八
眼睛……………………………………………一四九
鼻………………………………………………一五〇
口唇……………………………………………一五〇
牙齒……………………………………………一五一
肩………………………………………………一五一
指甲……………………………………………一五二

腳……一五三
做身體檢查……一五三
皮膚……一五四
體皮……一五五
古代的智慧……一五五
肩帶……一五六
高枕……一五六
纏頸……一五六
兜襠布……一五八
綁腿……一五八
自殺……一五九
開始實行骨盤療法的理由……一六一
醫道與患者道……一六五
變革（使命）……一六八
後記 發現奇蹟的醫師證言……一七五

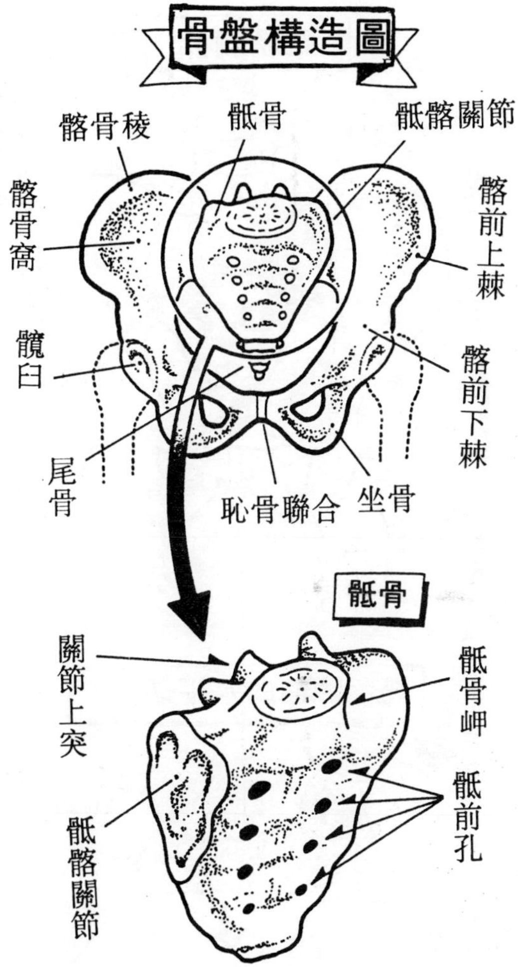
骨盤構造圖
髂骨稜
骶骨
骶髂關節
髂骨窩
髂前上棘
髖臼
髂前下棘
尾骨
恥骨聯合
坐骨
骶骨
關節上突
骶骨岬
骶前孔
骶髂關節

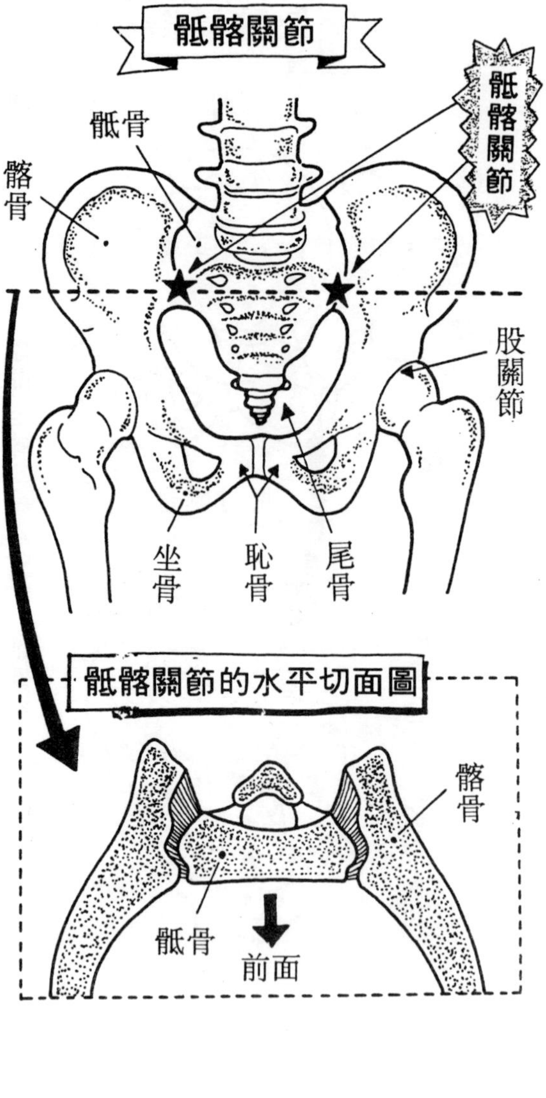
骶髂關節
骶髂關節
骶骨
髂骨
股關節
坐骨
恥骨
尾骨
骶髂關節的水平切面圖
髂骨
骶骨
前面

第一章
一億人的腰痛度檢查

你能掌握身體的危險信號嗎？

腰痛的痛苦，大概只有實際經歷過的人才能夠眞正的體會。

如坐骨神經痛、椎間盤突出症等的重症腰痛患者之中，有的人因爲這種疾病而終身與拐杖爲伍。但是腰痛的發生，幾乎都是有其原因的。那些即將踏進腰痛患者行列的人，身體會不斷的送出一些危險的信號。

能夠掌握危險信號的人，能於早期治療，而防範重症腰痛於未然。解決的關鍵，端賴日常生活之中能否確實的掌握身體所傳出的危險信號。

很多人認爲輕微的腰痛，很快的就會痊癒，不必刻意的去接受治療。但是數年之後，有可能會危及生命。

像感冒和蛀牙的治療一樣，當你感覺不對勁時，就要立刻接受治療。

有些患者的耐痛力極強，這種人往往會延誤治療的時機。所以當身體發出疼痛的訊息時，不要忍耐，要儘早治療。

首先要檢查自己不規律的日常生活和身體的變化，確認自己是否爲腰痛患者的預備軍。

下述二十種的檢查項目，表示各種腰痛的症狀度，如果某些項目是符合輕度的情形，則表示骨盤已經產生嚴重的歪斜，必須注意。

檢查1

早上洗臉時腰痛

一天當中最清爽的時刻就是早上。但是，站在洗臉台前想要洗臉時，卻突然的感到腰部疼痛，於是不自覺的往前傾，摩擦腰部的後側。你是否有過這種經驗呢？

理由很簡單，雖然晚上睡得很熟，但是身體的肌肉並未放鬆。

人的身體在健康時，能夠藉由充足的睡眠，使肌肉放鬆，消除前一天的疲勞，整個身體得到更新。但是如果肌肉無法更新，肌肉得不到放鬆時，則很可能的，骨盤的骶骼關節就會出現變異。

換言之，骶骼關節因爲某種情況而產生變異時，會給睡眠時的肌肉過多的張力，造成肌肉無法放鬆。

因此，肌肉在睡眠時無法完全放鬆，如白天一樣的被往上拉扯或承受壓力，無法解放，而一直維持在一種縮短的狀態中。

肌肉的縮短，即是疲勞殘留的狀態。如果單純的只是肌肉的問題，則可以藉由飲用口服液而復原。不過，如果是骶骼關節變異的問題，則不做骨盤歪斜的治療就無法根治。

骶骼關節異常的人，睡覺時會出現腰部沈重和不自覺的小疼痛，在無意識當中會翻身。而這動作本身也會阻礙肌肉的放鬆。

忽視骶骼關節的異常，可能會造成閃腰。

（中度）

檢查 2 從坐姿的狀態中站起來時感到疼痛

長時間坐在椅子上，在站起來的瞬間：

「啊！好痛……」

不禁用手敲打著腰部。

有沒有這種經驗呢？

相信很多人都有過這種經驗。這也是輕度的腰痛之一。

亦即在不知不覺之中，骨盤已經偏離了。由坐姿狀態要站起來時，腰部會感到疼痛，而很多人都對此掉以輕心。事實上，如果骶骨、骼骨與骶骼關節的平衡正常，則不會出現這種令人痛苦的疼痛。

相反的，當骨盤歪斜時，不只是腰椎，甚至連胸椎、頸椎節各部分的骨頭都會陸續受到影響。

從坐姿要站起來或移動時，會感到腰痛，這表示支撐腰椎的骶骨接縫處有歪斜。敲擊腰的後側或仰起背部的動作，就是無意識當中刺激歪斜，嘗試加以矯正的動作。

如果只是敲擊腰椎下方就沒問題，那還無大礙。但是由於骨盤歪斜而使整個脊椎出現失調時，就會造成血液循環失調，而且內臟也會承受各種的壓迫。

骨盤的歪斜，早期治療是重點。在症狀輕微時，就要接受專門的醫師或治療師的診治。

（輕度）

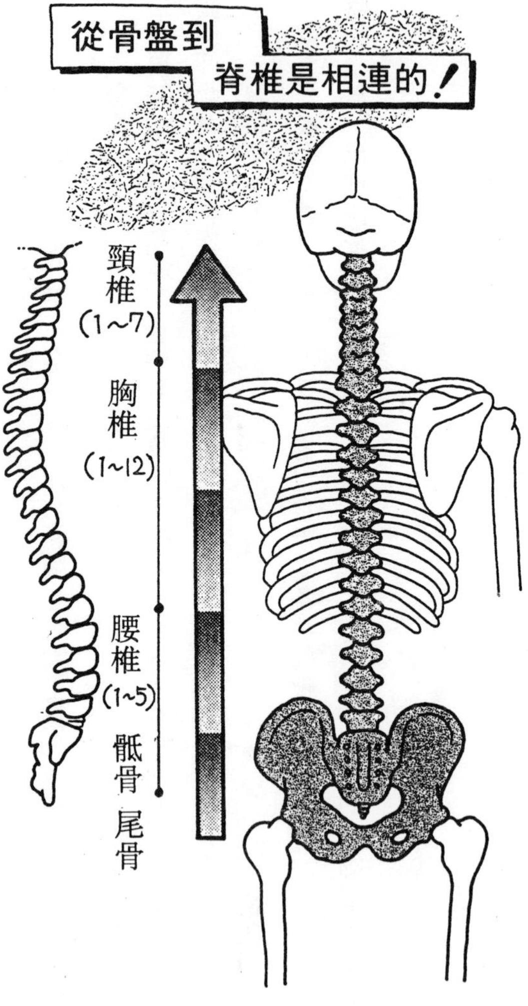
從骨盤到
脊椎是相連的！
頸椎
(1~7)
胸椎
(1~12)
腰椎
(1~5)
骶骨
尾骨

檢查3 坐在椅子上時，腳不交疊就會覺得痛苦

有的人坐在椅子上時，習慣腳交疊。如果是爲了表現偉大而這麼做，那倒無所謂。但是，如果是爲了舒服而必須這麼做，那可就麻煩了。

腳的交疊，有時是右腳放在左腳之上，有時則是左腳放在右腳之上，在此所指的是，持續只採取其中一種交疊方式的人。

左右腳適當交互交疊者，尚無大礙。這表示左右坐骨平衡的發展。

而經常持續進行單側腳交疊的人，則表示其骶骼關節異常，造成坐骨受到刺激而感覺疼痛。

左右坐骨任何一邊惡化而承受壓力時，就會感覺疼痛。患者們爲了保護惡化的坐骨，往往在無意識之中將體重移往健康的坐骨側。

症狀輕微時，只要腳交疊，就會使惡化的坐骨抬起，所以不會感到疼痛。不過，如果不是單側，而是左右兩側的坐骨都惡化時，就會發展爲坐骨神經痛。這時就要花較長的時間來治療了。

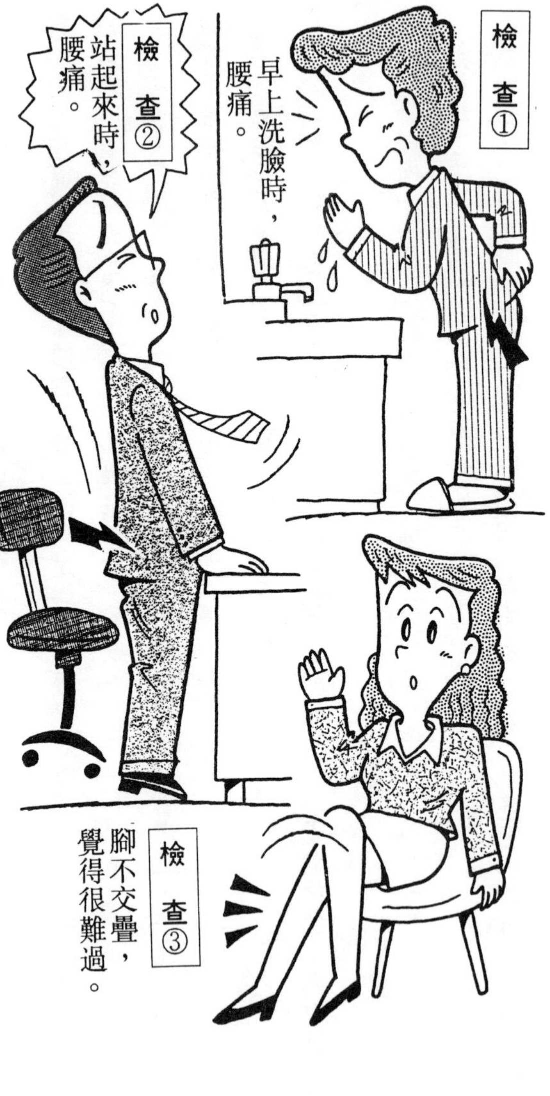
檢查①
早上洗臉時，腰痛。
檢查②
站起來時，腰痛。
檢查③
腳不交疊，覺得很難過。

腰痛有急性、慢性之分。慢性腰痛，主要原因是肌肉、組織等血液循環障礙所造成的。而急性腰痛的原因，則是直接來自神經的刺激。

「腰部沈重」、「慢性的腰痠」，可能是血液循環障礙。而如果是「疼痛」的症狀，則可能是因爲神經直接受到某種形態的刺激所致。最大的原因就是骨盤的歪斜。像這類的坐骨疼痛，也可能是骨盤左右的任何一邊上移，直接刺激坐骨而引起的。

骨盤上移（張開），會成爲各種腰椎痛的原因，只要加以矯正，就能夠消除腰痛。

我們是以骨盤會移動的觀點來治療腰痛。所以像坐骨神經痛的案例，只要使骨盤恢復正常的形態，就能夠完全治癒。

（雖是輕度，但是有可能會突然發展爲重度）

檢查④

在車上喜歡靠門邊站

有的人搭車時喜歡靠門邊站。原因與前述的檢查③「坐在椅子上時，腳不交疊就會覺得痛苦」幾乎是完全相同。不同的是，前項的檢查項目中，坐骨的部位是主要的問題，但此例並不是坐骨的特定部位，而是左右骨盤整體的問題。

喜歡靠門邊站，表示左右任何一邊的骨盤有異常。爲了緩和這個負擔，必須靠單側來彌補。因此，在不知不覺之中就會靠著門站，使變異的骨盤輕鬆。

原因與檢查③完全相同。

稍微離開話題，談論一下骨盤的變異有其一定的順序。

骨盤的變異，就是骨盤「上移」或是「張開」。起因來自於從孩提時期開始的姿勢以及年齡。

不過，骨盤的變異具有一定的順序，最初是右邊稍微往上偏離，其次是左邊，再來又是右邊，接著又是左邊。亦即以右、左、右的順序逐漸朝上方偏離。也就是從右邊開始朝單側偏離的，偏離側就會感到疼痛。在無意識之中，必須以健康的一側來彌補。

觀察這個順序，如果是保護右側，則表示骨盤的歪斜還是屬於早期的。尚未出現保護左側的動作，則表示還是屬於第一階段的偏離。因此，最好是在尚未出現保護左側動作之前就接受治療。

（中度）

檢查5 肚臍不在身體的中心

肚臍在身體的中心，但是有的人並不是如此。

請讀者確認一下自己肚臍的位置吧……有沒有問題呢？

如果肚臍不在中心，而出現偏左或偏右的情形，則表示骨盤已經嚴重的偏離了。

肚臍和骨盤到底具有何種關係呢？事實上兩者息息相關。

由於骨盤的偏離而使得骨盤左右任何一側往上時，這個歪斜會使得脊椎呈現不平衡的狀態。當然，脊椎中的胸椎就會朝左或右傾斜。

胸椎是從骨盤到身體上方脊椎附近之後側的骨骼。這個骨骼一旦傾斜，當然從胸部到腹部的肌肉會被拉向左右。一旦肌肉被拉扯，肚臍就會偏離中心。

骨盤的歪斜，是造成身體各處變形的原因。

由此可知，肚臍不在身體的中心，就顯示骨盤出現歪斜的狀態。

沐浴後，請你仔細的檢查一下吧！

（中度）

檢查6

走路內八字

說到走路內八字，也許你會當它是笑話。但這是骨盤歪斜最明顯的姿勢。

前面提到，骨盤是以右①左②的順序逐漸朝上偏離，同時骨盤張開。一旦骨盤張開，股關節也會張開。股關節張開，當然就會形成內八字的走路方式。

在此補充說明一下，人類最初是採內八字的走路方式。嬰兒走路都是內八字……。並非由於包尿片所致。

到了第二次性徵期時代（十二歲到十七歲左右），男子仍有許多內八字的人。直到二十歲時，才會成爲筆直的狀態。但是到了三十、四十年代時，又會出現內八字。當然三十歲以後的內八字，是由於骨盤張開所造成的。

在成爲不雅的內八字之前，最好能夠使骨盤恢復正常。即使成爲內八字，也不要失望。只要骨盤能夠復原，就能消除內八字的煩惱。

（中度）

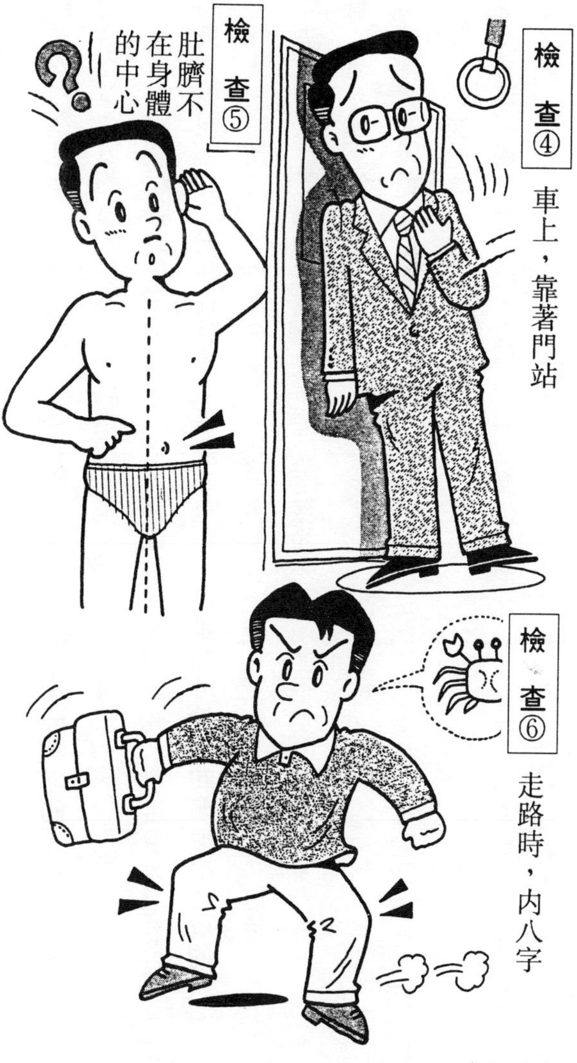
檢查④
車上，靠著門站
檢查⑤
肚臍不在身體的中心
檢查⑥
走路時，内八字

檢查7 走路經常跌倒

除了內八字之外，這也是博君一笑的檢查項目，同時也與骨盤的歪斜有重大的因果關係。走路經常跌倒的原因有二，不論是哪一種，都是因爲骨盤的歪斜而起。

第一種，是左右腳的長度不同，所以容易跌倒。人類兩腳的長度原本是相同的。嬰兒兩腳的長度相同。而後天成長時產生長度的差距，這是由於骨盤的偏離所造成的。

當骨盤左右任何一側往上移時，大腿部會被往上拉，兩腳長度就出現差距。所以，正確的說法，應該是單側腳被往上拉，造成兩腳的差距。並不是腳的長度不同。

第二種，是「無法隨心所欲的抬腳」。

由於骨盤的變異，變異側的肌肉比較衰弱，當這種情形傳達到大腿肌肉，就造成腳上抬的幅度減小。

這也算是一種老化現象。骨盤的歪斜會促進老化。走路時，容易跌倒。各位對這種現象，可能會一笑置之。不過，我勸你，最好在未出現讓你笑不出來的嚴重症狀之前，儘早接受治療吧！

相信各位都了解，橡皮帶健康法能夠幫助你免於跌倒。

（輕度）

檢查8 仰躺睡覺很辛苦

呈大字形仰躺睡覺。人類以此姿態睡覺時，應該覺得很舒服。但是，有的人卻覺得很辛苦。

仰躺睡覺時會感到腰痛。

這是骨盤變異所造成的。這種症狀，是骨盤變異之中的重症症狀。

仰躺睡覺時的腰痛。這表示骨盤之中的尾骨突出，接觸床面所引起的疼痛。而骨盤變異到這種程度，是需要一段相當長的時間。這表示患者本身忽略這種變異情形。一般大多在第二次性徵期時，就已經出現骨盤歪斜現象。

當尾骨出現變異時，不只是仰躺會覺得痛苦，甚至還會導致其他的疾病。例如痔瘡、便秘等。

尾骨附近有馬尾神經、馬尾動脈、馬尾靜脈，負責管理肛門。

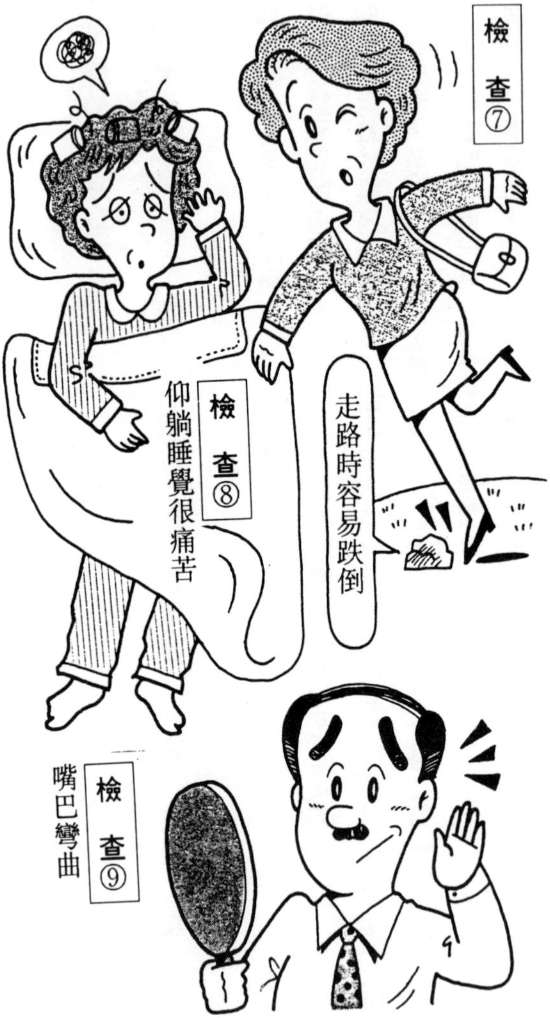
檢查⑦
走路時容易跌倒
檢查⑧
仰躺睡覺很痛苦
檢查⑨
嘴巴彎曲

因此，尾骨的變異，可能會造成肛門機能的障礙。不過，尾骨的變異能夠藉著橡皮帶健康法使其復原。只要綁著橡皮帶做扭腰動作，就能夠使歪斜恢復正常。

（重度）

檢查 9 嘴巴是否歪斜？

拔牙後，經常會出現嘴歪一邊的情形。但是，有的人並未拔牙，卻有嘴巴歪斜的現象。這可能是因爲其胸鎖關節變異，肌肉出現拉扯的情形，造成嘴巴歪斜。

我認爲這是始於骨盤的歪斜，經過脊椎而使胸椎、胸鎖關節產生變異，甚至影響頸椎、顎關節，最後造成嘴巴不正。

在我們的骨盤健康中心裡，我們發覺各種的疾病的解決關鍵，幾乎都存在於骨骼與肌肉的關係之中。口的歪斜也是因爲骨盤歪斜而起的，像這種的症例不少。

有些人認爲嘴巴歪斜是骨骼的問題，這是無法治療的。但是，如果是骨盤或胸鎖關節異變所造成的嘴巴歪斜，這種絕對能夠治好的。

由於骨的歪斜，導致肌肉拉扯，而造成嘴巴歪斜。所以，只要骨恢復正常，當然嘴巴也復原了。這是很簡單的道理。

請各位再度認淸，骨骼的歪斜根源，是來自骨盤的不正。

（中度）

檢查⑩ 不易熟睡

睡前並未喝咖啡，也無擔心的事情，但是卻不易熟睡。

各位是否有過這種經驗呢？

事實上，原因在於腰部。在一天的生活當中，如果腰部不常活動，自律神經會被封鎖，而身體血液循環的指令就無法下達，當然腦部就會呈現興奮狀態。

所以，即使並未喝咖啡或含咖啡因的飲食，但是腦部還是很興奮。因此造成失眠、睡不著的症狀。

目前有一種假設，認爲骨盤與自頸部到顎的頸椎有連動關係。如果這種假設成立，那麼骨盤的歪斜，會導致頸部以上的頭出現各種障礙。由此可知，骨盤在人體中的重要性。

不過，不易熟睡還只是輕度症狀。只需要經常走路，做一些腰部運動，改善頭部血液循環，大概就會好轉。

檢查⑪ 鞋底磨損的情形左右不同

（輕度）

你是否察覺到某一邊的鞋底迅速磨損，左右鞋底磨損情形不對稱呢？

這種症狀與檢查⑦「走路容易跌倒」的骨盤狀態相似。

骨盤左右側之中，有一邊往上移時，這時兩腳承擔的體重會有差距，因而產生這種現象。

檢查⑦「走路容易跌倒」，也許各位只需要回想一下，就很容易察覺。但是鞋底磨損的事實，卻很容易被忽略。各位只要觀察鞋底，就能夠一目瞭然。所以，請你檢查自己常穿的鞋子。

也許有人會認爲，因爲鞋底單邊磨損，所以造成「最近經常跌倒」。這是錯誤的想法。

其實，這都是因爲骨盤歪斜所造成的。

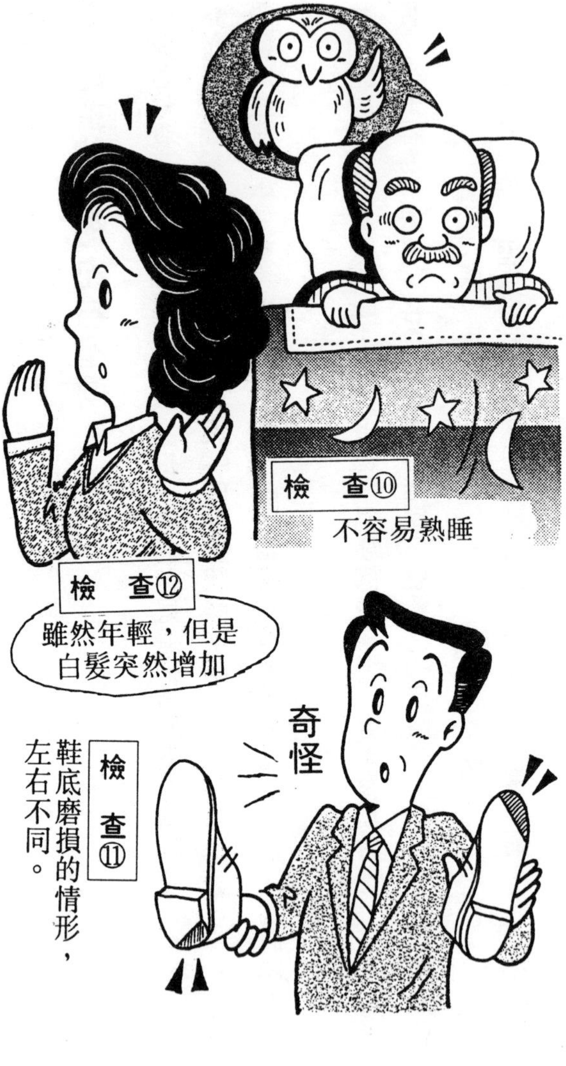
檢　查⑩
不容易熟睡
檢　查⑫
雖然年輕，但是
白髮突然增加
奇怪
檢　查⑪
鞋底磨損的情形，
左右不同。

請勿將身體一部分的變異歸咎於鞋子。請你儘早接受治療。（輕度）

檢查⑫ 年輕時白髮急速的增加

自三十歲層後半到四十歲層時，白髮會逐漸增加。對人體而言，這是自然的老化現象。

但是，最近小學生、中學生出現白髮的症例，卻時有所聞。

這是因爲第二次性徵期的骨盤歪斜所造成的。以年齡而言，這是屬於相當早的歪斜狀態。骨盤的歪斜，會使正常的成長荷爾蒙分泌受阻。所以，老化現象也會出現在中、小學生的身上。

小兒糖尿病、小兒牙周病等，本來不會出現在小孩身上的成人病，最近在兒童身上也發生了。

男性頭皮老化，是經由白髮的訊息而顯現出來。女性卻很少出現白髮，但是，女性的頭髮會變細、變成茶色。如果孩子的頭髮，出現這些現象時，就必須留意了。

第二次性徵期骨盤的歪斜原因。首先就是運動不足。當孩子正處於身體逐漸成長的發育時期，爲了準備考試，而很少做腰部運動所造成的。

所以，爲了防止孩童的老化，必須積極的讓孩子運動。

（中度）

檢查13

雖然不疲倦卻會打呵欠

一般在想睡時會打呵欠。這是一種身體疲勞的訊息。

但是，不覺得疲倦，卻會打呵欠。這有可能不是疲倦，而是身體機能變調的緣故。原因可能是腦部血液循環不良、肩部痠痛、腹部廢氣積存等所致。總之，起因在於骨盤的歪斜。

腦部血液循環不良，可能與檢查10「不易熟睡」的項目相似，是因爲頸椎歪斜所導致的。肩部痠痛和腹部廢氣積存，則是因爲胸椎歪斜而造成的。

總之，其根源在於骨盤。

骨盤的歪斜會發展爲打呵欠，大概沒有人會相信，不過，支撐人體的一切基礎就是骨盤。

骨盤只是稍微偏離零點幾公釐，就會對人體產生影響，甚至腳趾甲、一根頭髮都會受到影響呢！

所以，不要隨便打呵欠哦！

（輕度）

檢查14 稍微動一動就汗流浹背

稍微活動一下，就會像從事重度勞動般的滿身大汗。你是否曾碰過這種人呢?或許你自己就是如此吧！

請勿將它歸咎於太胖或容易流汗體質，一笑置之。其實，這可能是骨盤中最重要的部位，也就是骶骼關節歪斜而引起的。骨骼歪斜時，還是能夠活動。不過，在這種狀態下活動，會造成骨骼周圍肌肉的很大負擔。骶骨連接身體的上半身與下半身，具有重要的橋樑作用。如果骶骼關節歪斜了，上半身與下半身也會出現歪斜情形。

所以，這會造成變異側肌肉的很大負擔，血液回流到心臟的力量也會因而減弱。

這時，就會產生肌肉組織的疲倦和容易流汗的現象。

流汗，是疲倦的訊息，同時它也是骨盤變異的危險信號。

（中度）

檢查15 經常感覺側著頭似的或是別人說你側著頭

在不知不覺當中側著頭。並非在思考事情，但是在無意識之中，頸部會歪向左右任何一邊……，這是重症的骨盤偏離現象。

骨盤出現偏離時，脊椎當然會有傾向左右任何一邊的情形。這是一種物理性的傾斜。因此，在脊椎上方的頸部，就會朝相反的方向歪，藉以保持上半身的平衡。

這是一種人類本能的表現。

但是，這種狀態即證明了，你正過著骨盤歪斜的生活。當然，如果你有自覺症狀時，必定想恢復取得平衡的生活，會馬上接受治療的。但是，大多數的人，因爲未感覺到疼痛，無法察覺到自己骨盤的歪斜，所以，繼續過著不自覺的生活。在不知不覺的當中，就

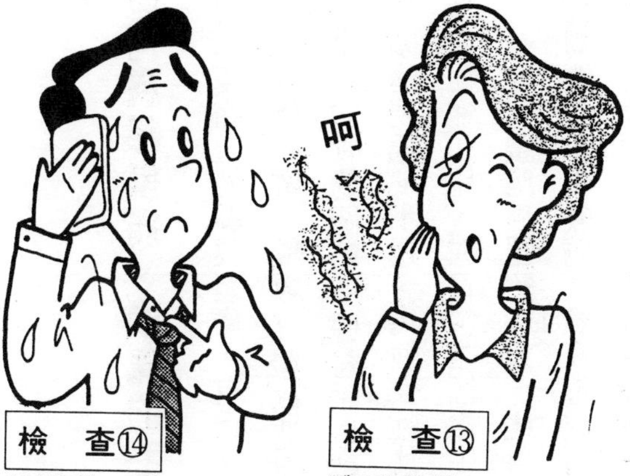

檢　查⑭

稍微動一動，
就汗流浹背

檢　查⑬

雖不疲倦
卻打呵欠

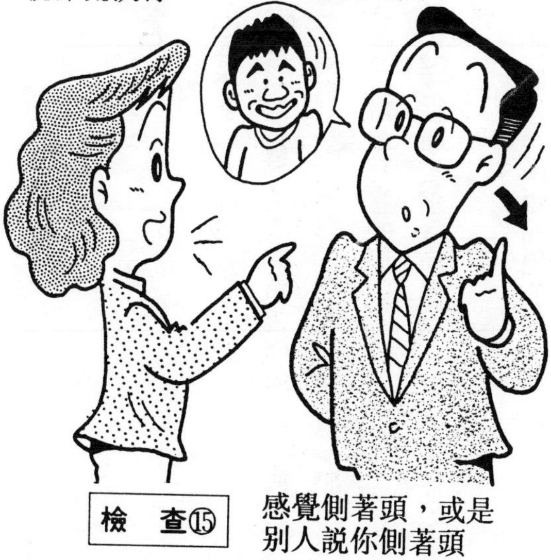

檢　查⑮

感覺側著頭，或是
別人說你側著頭

會側著頭，甚至有時別人指出你側著頭。如果有這種情形，我勸你先去做骨盤的X光檢查吧！

（重度）

檢查16 是否有肩部痠痛、頭痛的毛病呢？

由肩部痠痛，而導致頭痛。有這種症狀的人，卻以女性爲多。

原因是骨盤偏離，導致立體構造變異而引起的。總之，因爲這個原因，使胸肋關節（連結胸骨和肋骨的關節）偏離、扭轉，導致肩部肌肉緊繃，進而引起頭部血液循環不良，造成頭痛現象。不過，爲何女性比男性多呢？這是有它的理由。

女性與男性相比，在日常生活之中，女性大多從事較細微的作業，還有女性因爲生產的緣故，一般其腰部周圍的肌力，比男性脆弱。

腰部周圍的肌肉較弱，容易造成肩部上方的肌肉出現短縮現象。

男性與女性相比，發現男性腰痛情形比肩痛多。這是因爲骨盤歪斜，引起肌肉短縮現象，尤其男性出現在腰部的情形比女性多。

當然，男性也可能因爲骨盤導致胸肋關節扭曲，引起肩部痠痛症狀。但是與女性相比時，大多在肩部出現痠痛之前，會先感覺到腰部疼痛。因此，才會出現這一類的資料。

不過，這只是一般的比較論。當然，不論男女，都會有個別的差異。

但是，考慮到骨盤與肌肉的關係時，女性肩部痠痛較多，而男性卻是腰痛較多。這是很合理的。

（中度）

檢查[17] 性交時是否感覺疼痛？

關於一些難以啓口的話題，就是最近女性在性交時，感覺疼痛的人不少。

因此，造成許多女性厭惡性生活。這是非常嚴重的問題。

其實，理由很簡單。

當然，最大的原因就是骨盤的偏離。骶骼關節的歪斜，導致恥骨產生變異。所以，性交時會感到疼痛，排斥性生活。

女性因爲疼痛拒絕性生活。這卻是造成男性陽萎的最大原因。

像這種情形，即使接受心理治療，也是無法痊癒的。因為這並非受到精神上的影響所造成的陽萎。心理醫生只能夠為你消除一些心因性問題。但是，這是骨盤偏離，很明顯的是肉體上的原因所致。所以，如果不接受治療，腦部會經常的發出拒絕性交的指令。

不論男女，如果骨盤偏離，導致無法進行性生活，這是屬於重症症狀了。即使是扭曲的骨盤，只要有耐心的接受治療，大約經過兩年半，就能夠痊癒。

最近，由於腰痛而走向離婚的案例增加。其理由就在於此。像這種，因為無知而走向離婚的結局，眞是令人惋惜。骨盤歪斜即使到達極度惡化的程度，也能夠痊癒的。所以，夫妻雙方，無論是何種情形（或是兩者都有問題），絕對不要失望，儘早接受治療吧！

（重度）

檢查18 肌膚容易乾燥

各位可能認為腰和肌膚沒什麼關係。其實兩者卻大有關係。和白髮一樣，肌膚容易乾燥，也是一種老化的訊息。骨盤的歪斜與自律神經有很大的關係。

如果血液循環能夠到達體表，肌膚就可以保持滋潤。當然，血液循環正常運作時，心臟也有活力，自然能夠順暢的排除體內的不安物質。

一旦血液循環失調，肌膚新陳代謝不良，肌膚開始老化，會變得容易乾燥。

對血液循環影響最大的是胸腺。

骨盤歪斜會對脊椎造成不良的影響，會使脊椎失衡，導致胸廓變異，進而使胸腺無法發揮正常的作用。因此對肌膚造成很大的影響。

從骨盤到肌膚，關於它們之間的關連性，各位大概都能夠理解了吧！

在我們健康中心，現在已經證明異位性皮膚炎與胸腺機能有密切關係。

所以，只要矯正骨盤的歪斜，就能夠由各種疾病中解放出來。

（輕度）

檢查⑲　對食物的好惡差異是否很大呢？

任何人對食物都會有好惡的偏差。但是，有些人的偏差卻很大。我認爲這還是和骨盤有關。

當然，如果只是單純的討厭吃東西，那另當別論。因爲這並非味覺的問題，而是視覺或印象的問題。這與骨盤無關。

問題在於當食物放入口中，覺得難以下嚥、想吐，有這種拒絕反應。

這是以嘔吐反射（包括迷走神經反射）爲主的一種過敏反應。

一般食物的味道，是在口腔內感覺。但是，對於特定的味道，會引起過敏反應，覺得難吃，將它吐出來。

不過，當口腔粘膜的反射改變時，以往覺得難吃的食物，也會覺得美味了。

和口腔內的粘膜最有關係的是頸骨，亦即頸椎。

頸椎的柔軟性，會使口腔內的粘膜反射，也富有柔軟性，因此，就更能夠適應各種的味覺。

如果頸椎具有柔軟性，那麼對食物的好惡，就不會有過大的偏差。

關於頸椎和骨盤的關係，之前也一再的提及。所以，只要矯正骨盤歪斜，使頸椎柔軟，以往拒食的食物，也能夠吃下去了。

（中度）

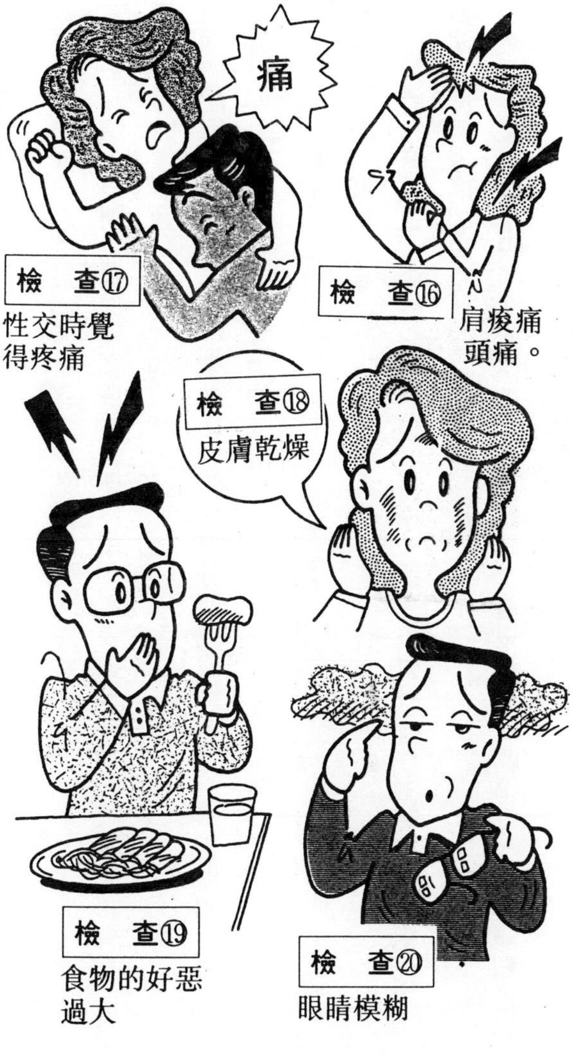
檢　查⑯
肩痠痛
頭痛。
痛
檢　查⑰
性交時覺
得疼痛
檢　查⑱
皮膚乾燥
檢　查⑲
食物的好惡
過大
檢　查⑳
眼睛模糊

檢查20 眼睛是否模糊？

其實，這可能是起因於頸骨（頸椎）的柔軟性。

大家都知道，眼睛是藉血液循環而發揮作用的。要在瞬間移動眼球，將視點由遠處拉到近處時，這時需要運用相當大的血液力量。

同樣的狀態，如果以照相機來做比喻，相信各位就能夠理解。照相機的透鏡具有人類眼睛的功能，因此，它需要相當大的電流。

所以，當頸椎能夠維持正常形態，並具有柔軟性時，肌肉和血液循環正常的發揮作用，不會出現視力減退現象。

老化後視力會減退，由於肌肉衰弱、萎縮，所以很難看清近處的物體。相反的，因爲肌肉萎縮，反而遠處的東西，看得較清楚。

雖然還年輕，但是眼睛開始模糊。這可能是骨盤歪斜，造成第1、第2節頸椎異常而產生的。

此外，因爲視神經的交叉。當左邊頸部緊繃時，會使右眼視力減少。而右頸部緊繃

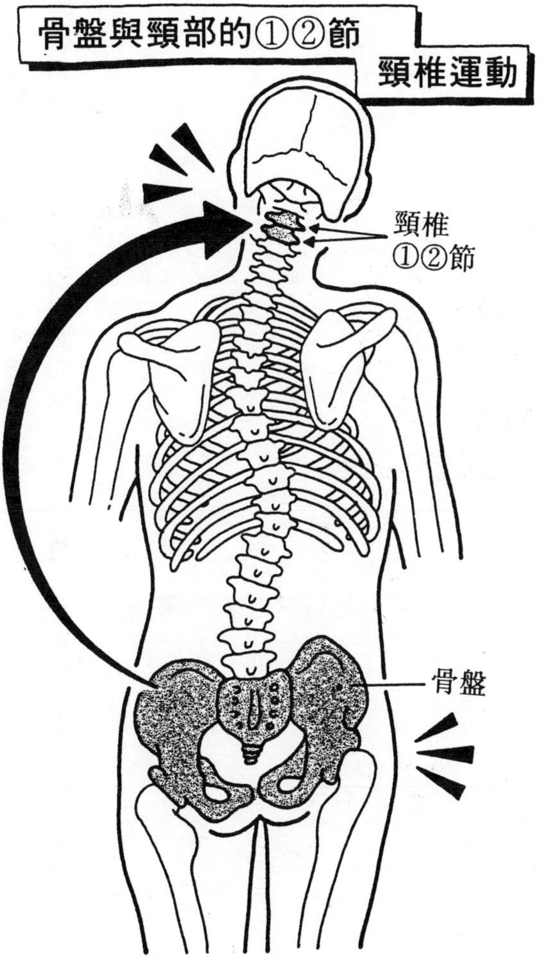
骨盤與頸部的①②節
頸椎運動
頸椎
①②節
骨盤

時，會使左眼視力減退。

不過，根據健康中心的症例，散光的情形是，緊繃的頸部會影響同側的眼睛。關於它們之間的因果關係，目前還在研究之中。

眼睛模糊時，不要揉拭眼瞼而加以刺激。這時，只要在肩部綁上橡皮帶，恢復頸椎的柔軟性即可。

（中度）

第二章
不要對腰痛絕望

■骨盤是活動的

有腰痛困擾的人很多，大多也實行了各種各樣的治療。像這樣而治癒的人，實在是很慶幸。因爲大多數的腰痛患者，多半無法痊癒。像這樣，他們一生都得和腰痛爲伴。如果疼痛減少，還不致於影響日常生活，這種尙能忍受。但是，對於每週必須躺二、三日的無法動彈的疼痛者而言，腰痛是大敵。

我自己就有罹患坐骨神經痛的經驗與困擾，因此非常了解患者的心情。爲了達到擊退腰痛，以及使患者能夠痊癒的目的，除了從事牙醫的本業之外，我還取得指壓和按摩師的資格，並成立了骨盤健康中心。

我們所提倡的骨盤療法是：

「骨盤是活動的。」

以這個事實爲前提，進行各種的治療。

所謂骨盤是活動的，一般人可能會認爲：

「耶？這是眞的嗎？」

並不會留下深刻的印象。西洋醫學對骨盤並不重視。在西方醫學亦即指實驗醫學的範疇，認爲：

「骨盤幾乎是不動的。」

這是他們的想法。

身爲醫師，站在西方醫學的醫師立場，以及接受大學的醫學教育的我，最初也一直認爲骨盤是不會動的，擁有這種的固定觀念。

直到自己罹患坐骨神經痛時，透過醫師朋友，和許多醫師商談並接受各種治療，結果卻發現無法治癒。

當時，我抱著孤注一擲的心態，接受與自己固定觀念相反的東方醫學，開始接受腰痛治療師的治療。令我驚訝的是坐骨神經痛痊癒了！

就是這個契機，使骨盤的西方概念，一掃而空。並下定決定，要在醫學上取得更多的症例，來建立骨盤會動的理論體系。

我認爲融合西方實驗醫學與東方經驗醫學的治療法，對於腰痛上，將會發揮最大的威力。

腰痛成爲許多人的困擾。其原因，大半是骨、肌肉、關節等運動器官異常所造成的。

但是，以往的現代醫學都認爲運動器官出現異常的原因，是來自脊椎的椎骨或椎間盤的變化，被視爲諸惡的根源。

我們都認爲，脊椎承受某些負擔時，就會導致腰痛。因此，姿勢不良、年齡增加引起

當腰痛接受外科醫師診察時，會被判定爲椎間盤突出、椎間盤症、變形腰椎症、腰椎分離症等病名。大家認爲腰痛的原因並非起於骨盤，而認定是脊椎的問題。由於這是西方醫學的定論，過去是無法改變。但是，現在閃腰在外科醫師之間，已被認爲是支撐腰椎的肌肉、肌膜、韌帶等的斷裂和扭傷所造成的疼痛。

我認爲腰痛的原因是在脊椎之外，運動器官發生異常的部位，應該是骨盤。這一點很重要，因爲支撐脊椎的基礎是骨盤。

因此，要推翻骨盤不會動之西方醫學的定論，應該由經驗醫學來考量「骨盤歪斜」的問題。這樣就能夠看清腰痛的本質。

總之，始於腰椎的脊椎出現異常，這是起因於根幹，亦即骨盤的歪斜，只要加以矯正，腰痛就能夠根治。

骨盤療法就是採取這種觀點，也有許多成功的症例。它並非暫時性的治療，它能夠完全治好腰痛。

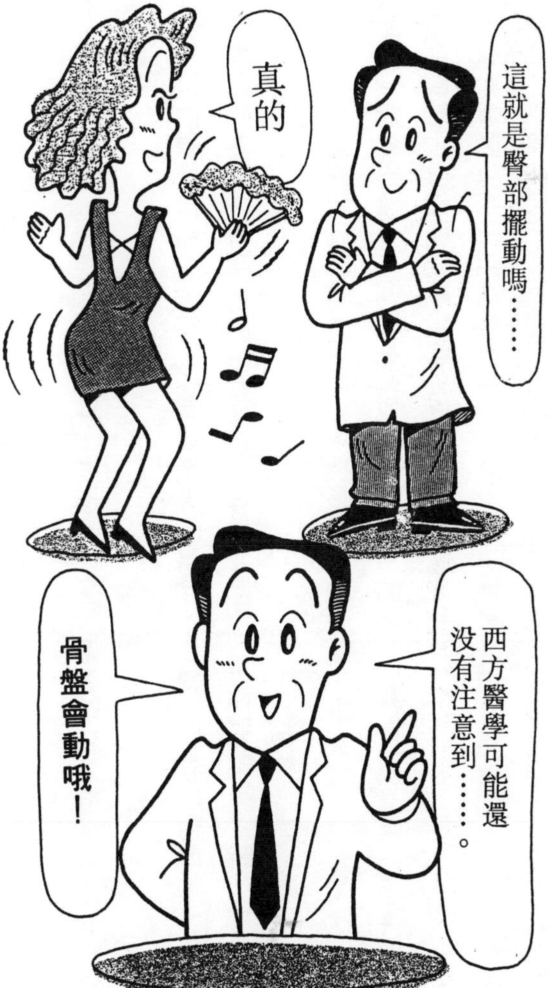
這就是臀部擺動嗎……
真的
西方醫學可能還没有注意到……。
骨盤會動哦！

■骨盤歪斜的最大理由在於骶骼關節

腰痛的根本原因，在於骨盤的歪斜，這是何種症狀呢？以醫學用語而言，就是骶骼關節的機能異常。

骨盤，是由腰椎根部的骶骨，和圍繞骶骨的骼骨、坐骨、恥骨所構成的。骶骨與骼骨之間，有所謂的骶骼關節。當骶骼關節包內運動異常時，會導致骨盤歪斜。

許多人將骨盤誤認爲骶骨。因此，以爲是骶骨的歪斜。事實上，並非如此。骶骨本身是不會動的。骶骨與骼骨之間，具有取得平衡作用的骶骼關節出現異常時，會使骶骨與骼骨之間產生偏離，而這種偏離現象會直接影響到腰椎和脊椎。

關節包內運動是很難用語言表達的。簡言之，就是骨與骨相連的作用中之滑動或旋轉等微小運動。骶骼關節，在骶骨與骼骨相連上，具有潤滑油的作用。如果它的機能失調，兩骨之間就會產生偏離現象。

我們再溫習前述的內容吧！

骶骼關節平衡失調，導致骶骼關節包內運動異常。所以，骶骼關節的機能也受到影響。

這就是骨盤歪斜。骨盤歪斜會引起腰痛等各種症狀。

骨盤歪斜，亦即骶骼關節異常。最有效的改善方法，就是在骨盤上綁橡皮帶，並進行扭腰運動。

這就是我們所提倡的：

「橡皮帶健康法」。

■矯正骨盤歪斜的橡皮帶

◎人類具有自然治癒能力

如前述，骨盤會動，也會歪斜。那麼如何才能夠使它復原呢？

西方醫學一定會建議你動手術。目前的西方醫學認爲骨盤不會動，事實上要以此方式治好骨盤的歪斜，是不太可能的。而且目前的現代醫學，關於如何動手術等的治療方法理論，還未能確立呢！

假設西方醫學也採取骨盤會動的觀點，而確立其手術方法理論，我還是不建議你動手術。

我並不否認西方醫學的摘除不良物，或是移植和更換的作法。但是，人體原本具有自然治癒疾病的可能性，應該讓它自然治癒。

我身爲牙醫卻這麼說，各位可能會覺得奇怪。但是誠如前述般的，我認爲治療腰痛，需要結合西方醫學的分析解明，以及代表自然治癒的東方醫學的想法來進行，才是最理想的治療法。

我所提倡的骨盤療法，其主要的著眼點，是使人類的自然治癒力發揮到最大限度。關於引出人類自然治癒力的道具，我認爲橡皮帶體操最有效。

橡皮帶在骨盤歪斜的矯正上，到底具有何種作用呢？

在此爲各位說明其內容。

人類六〇％的體重都集中在上半身。上半身的重量，藉由骨盤（骶骼關節）而轉換爲橫向的力量。亦即骨盤因上半身的重量，經常承受朝外側張開的力量。爲了要對抗這個力量，則需借助包圍骨盤的各肌肉與韌帶的力量。

骶骼關節的微妙運動，掌握著這兩種力量的平衡。

當這兩個力量平衡瓦解時，會如何呢？

這時，當然微妙的骶骼關節包內運動就無法順暢運作。因此骶骼關節機能失調，造成周圍的肌肉和韌帶組織異常，這就是疼痛、痲痺的原因。

這兩種力量平衡的崩潰，是何種理由所造成的？這就是疲勞和運動不足等的原因。總之，疲勞和運動不足，會使保持骨盤的力量低落。

尤其是最近，因爲科學文明的發達，日常生活變得非常方便了。因此，造成許多人有運動不足的情形，而且罹患骨盤歪斜的機率也升高。

因此，這可能成爲腰痛的最大理由。

◎橡皮帶是爲了補足對抗力

在骨盤周圍綁上具有適度彈性的橡皮帶，就可以補強骨盤的保持力。

這是橡皮帶健康法的概念之一。

綁著橡皮帶，腰朝左右方向，做水平扭轉運動。這種動作是以加重骶骼關節的力量爲主，並使關節的運動順暢。

骨盤骨骼因橡皮帶的張力，而形成其負擔，藉此矯正骨盤的歪斜。

總之，藉著扭腰調整來自上半身加諸於骨盤的體重，還有藉橡皮帶補強韌帶和肌肉的平衡。結果，骶骼關節機能異常改善之後，疼痛也會減緩。這就是藉由自身的力量，使骨盤恢復正常的方法。

■利用橡皮帶健康法擊退各種的腰痛

◎急性腰痛症（閃腰）

急性腰痛症（閃腰），是只要小小的動作，就會在瞬間引發一陣劇痛，是在腰痛中會出其不意出現的疾病。

抬重物、扭腰時，突然產生劇痛。它與其他腰痛不同，大多在事前無任何的徵兆。所以是非常棘手的疾病。例如上廁所後，要自馬桶站起來時，或是打高爾夫球，在瞄準擊球時等，隨時都有可能發生，而且那種劇痛眞讓人受不了。

這種急性的疼痛，現代醫學上，視爲腰椎的扭傷。認爲是包圍腰椎關節的關節包、韌帶、肌肉受損所造成的。此外，腰椎的椎體與椎體之間的椎間盤纖維輪斷裂時，也會造成閃腰。

我並不打算否定這種原因，不過，我認為最大的原因，是因爲骨盤的骶骼關節機能異常所造成。雖然西方醫學認爲是腰椎扭傷。但是，我覺得是骨盤的原因較大。

更進一步來看，腰椎扭傷，其實就是起因於骨盤的歪斜。

急性腰痛症，只需靜躺幾天，疼痛就會減輕。不過，一定要在骨盤上綁橡皮帶，保持靜養，或是做左右搖擺的動作。等到疼痛減輕之後，就可以進行橡皮帶體操。這樣很快就會痊癒。

急性腰痛症再發的可能性很大，再發時大多會發展爲椎間盤突出症等疾病。爲了預防再發，在日常生活中，必須實行橡皮帶健康法。

◎慢性腰痛症

腰痛，據說這是人類開始直立走路以後的宿命疾病。國內有八〇%的人有過腰痛的經驗。全國有二百萬，甚至三百萬的人，因爲腰痛而苦。

腰痛人口之中，有半數者都是這種急性腰痛症。

對於原因混淆不清的腰痛，一般都歸入慢性腰痛症之中。對於經過各種檢查而無法找出原因，無法找出其他病名者，都歸入此類。

患者本身想不出何時開始，也無自覺症狀。大多是逐漸慢性化而形成的疾病。不過，疼痛一定有其原因的。我認爲慢性腰痛是骶骼關節機能異常的信號。是因爲骨盤歪斜所引發的各種疾病的初期症狀。

要消除慢性腰痛，必須每天持續進行橡皮帶健康法。

在一些檢症例當中，發現腰痛與骶骼關節異常的關連性。只要養成實行橡皮帶健康法的習慣，就能夠消除慢性腰痛症。

◎椎間盤突出症、坐骨神經痛

椎間盤突出症與坐骨神經痛，兩者在疼痛程度與治療時間的長短上，是不分高下。現代醫學，視其爲無絕對治療法的難病之一。

椎間盤是腰椎的椎骨與椎骨之間的組織，這個組織具有緩和來自外部衝擊的緩衝作用。

人活動身體時，脊椎會承受很大的衝擊，而椎間盤會吸收這些壓迫、扭轉、拉扯的壓力，它能夠緩和脊椎承受的衝擊力。人承受來自腳的衝擊，而不會直接傳達到腦，就是因

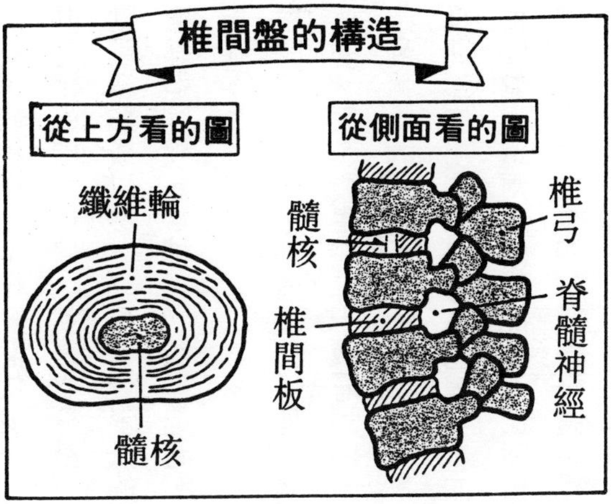
椎間盤的構造
從上方看的圖
從側面看的圖
纖維輪
髓核
髓核
椎間板
椎弓
脊髓神經

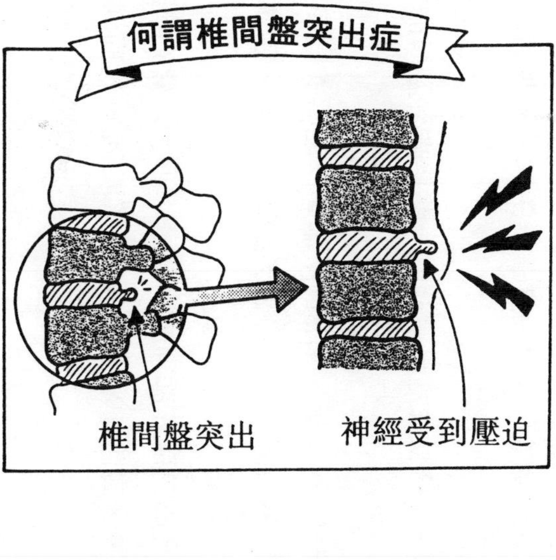
何謂椎間盤突出症
椎間盤突出
神經受到壓迫

為有椎間盤作用的緣故。

椎間盤的組織，是由水分較多的膠狀髓核，以及圍繞髓核的纖維輪所構成。

但是，髓核從二十幾歲開始老化，纖維輪自三十歲層開始老化。

其老化的情形如何？就是水分減少，纖維輪會出現裂縫的情形。

當裂縫形成以後，就會引發很大的問題。因為髓核會從裂縫滲出，產生突出的情形，並且會壓迫神經。當神經受到壓迫時，就會產生令人無法忍受的劇痛。這就是所謂的椎間盤突出症。

椎間盤突出症，是僅次於慢性腰痛症之常見腰的疾病，其激烈的疼痛是慢性腰痛所無法相比的。大多發生在二十歲層到四十歲層的工作盛年時期，這是它的特徵。所以，這是令人感到棘手的疾病。

椎間盤突出症，最容易出現在第四和第五腰椎之間的椎間盤，以及第五腰椎與骶骨之間的椎間盤。這兩處的椎間盤突出症占九〇％之多。

這部位的腰椎後側，有與脊髓神經相連的馬尾神經。腰椎左右兩側，有通往背部的脊髓神經的後枝，以及成為坐骨神經的脊髓神經的前枝。這些神經因為椎間盤突出而受到壓迫時，就會引起腰痛，甚至坐骨神經痛的症狀。

這種椎間盤突出症的疼痛，不只存在於腰部，也會擴展到臀部和下肢。如果是坐骨根本部分，因爲椎間盤突出而受到壓迫產生疼痛，這就稱爲根性坐骨神經痛。

治療法之一就是動手術。但是，實際上採手術治療只占五％。以現代醫學觀點來看，手術應該是最後的手段。因爲椎間盤周圍有各種神經的存在，所以，這種手術是屬於較棘手的。

手術以外的治療法，就是採用牽引、神經遮斷、溫熱治療、藥物療法等的保存治療。一般椎間盤突出症或坐骨神經痛的治療，都是以這些爲主流。

椎間盤突出，事實上會造成腰椎的負擔。造成腰椎負擔的根本原因，就是腰椎基礎的骨盤歪斜所致。骶髂關節異常，也可能引起如同椎間盤突出症的腰痛或坐骨神經痛症狀。因此，我們認爲椎間盤突出較輕時，會引起腰痛，關於坐骨神經痛，這是屬於骶髂關節機能異常的直接症狀。

證明就是，腰椎的突出症，雖然症狀輕微，但是臀部和大腿卻出現強烈症狀，而隨著骶髂關節機能異常的改善，劇痛都消除了。

椎間盤突出症的保存治療，再併用橡皮帶健康法，效果會更好。因爲橡皮帶能夠發揮很大的作用，使骶髂關節機能異常，這個病症根源也恢復正常。

◎腰部肌膜炎

症狀與急性腰痛症或慢性腰痛症相同，但是卻有不同的病名。我也贊同使用這個病名。單純說來，這像是訓練過後，肌肉緊綳的狀態一樣。

被冠上這個病名的案例，大多無法在X光片中找出明顯的骨骼問題。症狀上，都是肌肉的緊張疼痛，或是肌膜疼痛。因此，只能夠診斷爲肌膜炎。

對於這些患者，也進行發炎症狀反應的檢查，但是，結果幾乎都呈陰性反應。

接受這種診斷的腰痛，其實是骶骼關節機能異常，導致周圍肌肉緊張所造成的。所以，必須利用橡皮帶健康法，治癒骨盤偏離，就能夠好轉。

◎橡皮帶對於腰痛以外的疾病也能夠發揮其威力

骨盤歪斜，除了會引發腰痛之外，也會引起肩、手臂、膝、背部等的關節機能異常。

此外，它也是股關節痛、膝關節痛、側彎症、五十肩等的根本原因和誘因。

接受治療而未見改善的症狀，可以藉著橡皮帶得到很好的效果。

此外，像便秘、手腳冰冷症、生理痛、生理不順、不孕症、更年期障礙等患者，在建議他們進行橡皮帶健康法之後，都得到非常好的效果。

對於腰痛以外的各種症狀，誠如第一章所述，根本的原因在於骨盤歪斜，像這種的案例很多。

請各位利用橡皮帶健康法治癒這些症狀，同時養成使用橡皮帶的習慣，這樣就能夠加以預防。

■趕緊進行橡皮帶健康法

——橡皮帶健康法的正確作法——

◎首先準備橡皮帶

橡皮帶健康法，只要有一條橡皮帶，任何人都能夠簡單的進行這種健康法。使用的橡皮帶，必須採用有彈力的橡膠製品，「寬八公分、長二公尺」的橡皮帶最理想。如果利用腳踏車的內胎等，身邊的物品，這也是很方便。

在骨盤健康中心，也有販賣專用的橡皮帶。

基本扭腰時，採用One Touch式的橡皮帶較方便。此外，肩或膝，採用沒有尺寸大小限制的鬆緊橡皮帶。

橡皮帶的價格並不貴，所以最好能夠購買。

■橡皮帶的正確綁法

對於橡皮帶健康法而言，並非只是將橡皮帶綁在腰際，扭轉腰部就可以。如果綁的位置或綁法錯誤，會使效果減半。因此，各位必須了解正確綁法的內容之後，才進行治療。

◎綁在骶髂關節的位置比較有效

綁橡皮帶是爲了矯正骨盤歪斜。矯正歪斜的方法，是在輔助增加骨盤的力量，即是爲了輔助對抗上半身加諸於骨盤的力量而綁橡皮帶。因此，必須綁在骶髂關節之上，亦即臀部的位置。

在醫學證明之下，各位清楚了解橡皮帶健康法。因此必須學會自然正確的綁法。

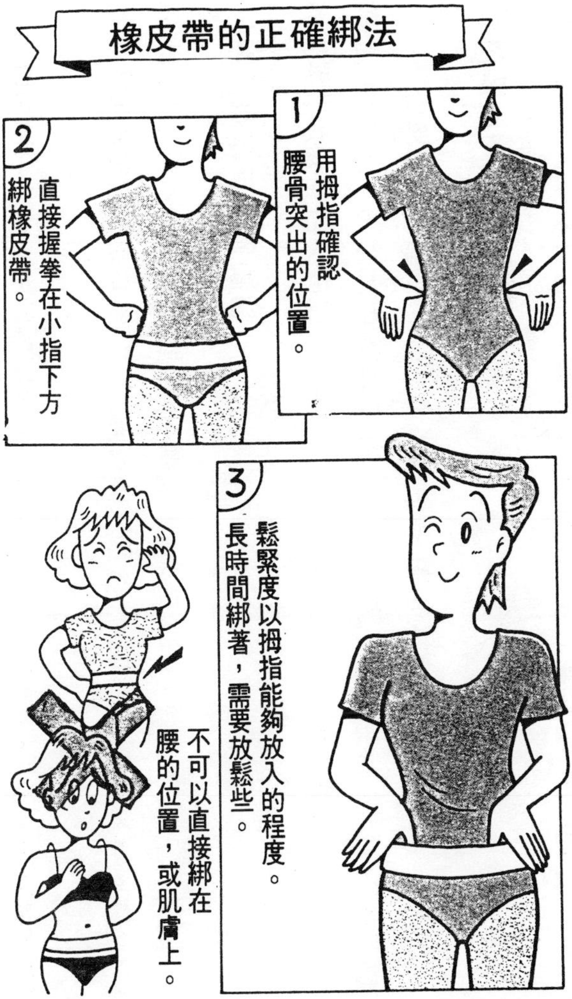
橡皮帶的正確綁法
1
用拇指確認
腰骨突出的位置。
2
直接握拳在小指下方
綁橡皮帶。
3
鬆緊度以拇指能夠放入的程度。
長時間綁著，需要放鬆些。
不可以直接綁在
腰的位置，或肌膚上。

◎請勿直接接觸肌膚

請勿這麼使用！不要有這種錯誤觀念，以爲與其隔著衣服綁，還不如直接綁在肌膚上更有效。

由於橡皮帶直接與肌膚接觸，很可能會產生悶熱，甚至出現斑疹現象。橡皮帶其主要目的，是爲了給予橡皮帶橫向力量，並不是用來綁緊肌膚。

◎決定位置時以拳頭爲準

雖然是綁在骶骼關節的位置，但是，一般人可能不知道骶骼關節在哪裡呢！

骶骼關節的位置，大約是在腰骨凸出部位以下，約一個拳頭的地方。用拳頭抵住腰骨凸出部位，將橡皮帶的上端置於小指處，這是最適當的位置。

◎綁在腰上沒有效果

不要把橡皮帶與瘦身用的道具混淆。即使綁在腰上也無法矯正骨盤歪斜，當然，也不會使腰圍變細。而且，綁在腰部，反而會造成腸子的壓迫。

◎緊度的秘訣是不鬆不緊

綁橡皮帶的鬆緊度，以拇指塞入衣服與橡皮帶之間，而拇指能夠活動的程度爲最適當。如果拇指塞不進去，表示太緊。但是，如果連拳頭都能夠塞進去，則表示過鬆。不過，長時間綁橡皮帶者，鬆緊度必須再稍微鬆些。

由於橡皮帶只是對來自上半身的力量，做「補足」橫向力量的一個道具。所以，並不是綁得愈緊就能治好歪斜。因此需藉著橡皮帶加諸適當的力量，每天反覆進行扭腰，慢慢的使偏離恢復正常。

■橡皮帶體操的正確作法

橡皮帶健康法，只需要綁橡皮帶就會有效果，但是，如果能夠併用扭腰運動，可以使效果提升。

例如，急性腰痛等重度的腰痛，由於劇痛無法活動腰部，這時，只需要在靜躺時綁著橡皮帶，就能夠產生效用。如果是爲了矯正骨盤歪斜，這樣還不夠。這時要綁橡皮帶，同時慢慢的做大幅度的扭腰體操。綁橡皮帶與扭腰體操併用，我們稱它為「橡皮帶健康法」。

◎扭腰時不可以曲膝和抬脚

綁著橡皮帶扭腰時，首先雙腳張開與肩同寬站立，以轉呼拉圈的要領，腰朝水平方向，大大的畫圓似的，慢慢的扭腰。重點是扭腰時腳不可抬起、膝蓋不可以彎。如果腳上抬或彎膝，這樣就無法使出正確的力量，效果會減低。

◎左右平衡扭腰

扭腰時，一次大約要花二～三秒。秘訣是要慢慢的扭。扭得太快次數雖多，卻沒有任何意義。

扭腰，要向左、向右各進行三十～五十次，必須左右均衡的進行。一次實行的時間約五分鐘。這五分鐘的運動，早晚各實行一次，這是橡皮帶健康法的基本。

此外，因人而異，有些人會往自己容易做的方向進行。但是，人體是左右對稱的。不

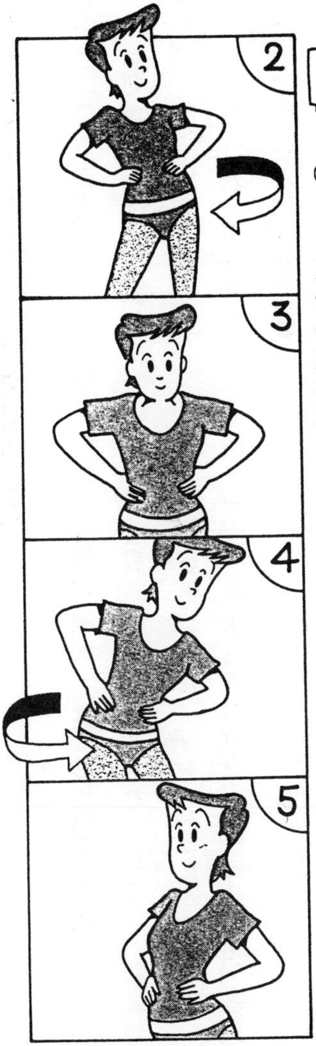

**橡皮帶
體操的方法**

①雙腳張開如肩寬站立。

如②③④⑤所示，儘可能不要屈膝，做扭腰。扭1次花2～3秒鐘。朝左扭50次，再朝右扭50次。

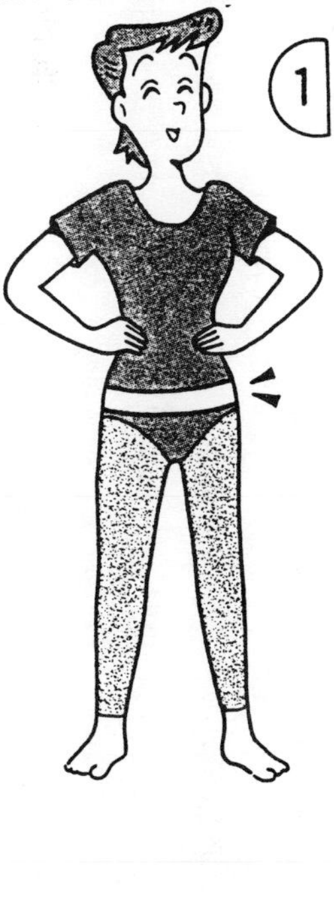

要只偏重任何一側，必須取得平衡，左右扭腰的次數要相同。

◎在不感到疲倦的程度下慢慢增加次數

如果已經習慣橡皮帶扭腰，這時可以配合當時的體調，慢慢增加扭腰次數。但是不要隨意的增加次數。總之，要以不感到疲倦的程度做考量。如果一心想治好腰痛，而不顧一切的持續進行扭腰，到最後反而無法長久持續下去。有人一次進行太多扭腰動作，卻因爲太疲倦，結果當天就停了。像這樣，還不如慢慢持續進行。這才是運動的秘訣。

◎橡皮帶健康法要與生活時間配合實行

橡皮帶體操最理想的進度，是每天早晚各一次。但是並非一定要在早晚進行。上午一次、下午一次，大致上以這種感覺，在白天生活中，選擇不會感到勉強的時間來實行即可，這樣才能夠長久持續。

附帶一提的是，晚上洗澡後也是恰當的時機。

◎扭腰時撐著身體就能夠安心

站著進行如轉呼拉圈般的扭腰動作時，如果會感到身體不穩，可以扶著牆壁或桌子來進行。

效果不會因此而改變，可以安心的進行。

■日常生活之中綁著橡皮帶也能得到很大的效果

◎日常生活中綁橡皮帶要稍微放鬆些

進行扭腰體操之後，可以取下橡皮帶。也可以繼續綁著，這樣能夠使效果提升。

但是，這時綁的緊度，必須比扭腰時鬆些。

用雙手的拇指之外的四個指頭，能夠塞入衣服與橡皮帶之間的緊度爲準。

如果長時間綁著，可能會出現悶熱，甚至發癢的症狀。所以，大約經過二～三小時左右，就必須取下橡皮帶，休息三十分鐘以後再綁上。

這段休息的時間，能夠讓被綁著的皮膚呼吸，這可以防止肌膚悶熱的產生。

尤其是肌膚較脆弱的人，更要小心。

◎綁著橡皮帶在生活中也能夠緩和腰痛

主婦們進行廚房工作、購物、打掃、倒垃圾等一天的活動時，經常要彎腰、伸腰。

在這種生活之中，如果綁著橡皮帶來活動，身體會覺得比較輕鬆。

當生理時的疼痛引發腰痛，像這些女性也可以利用橡皮帶，當骨盤內的臟器平衡，以及血液循環改善之後，疼痛就會減緩。

已經有腰痛毛病，或是在冷氣太強的辦公室、戲院時會感到腰痛的人，也可以藉著橡皮帶而得到改善。

綁上橡皮帶之後，能夠使因爲寒冷而停滯的血液循環恢復正常，進而使疼痛減輕。

打高爾夫球時，也可以綁上橡皮帶。即使打球經常需要扭腰也不用擔心了。而且腰本身也會因此而覺得輕鬆，揮桿時的姿勢也會很優美，球飛的距離當然就增加。

運動後的疲勞減少，而且感到舒適。

尤其工作時需要站著的人，或是需要保持同樣姿勢工作者，以及從事搬運重物的人等，綁著橡皮帶工作，能夠減輕腰部的疲勞。

■利用橡皮帶健康法趕走肩部痠痛、膝痛

◎肩部痠痛、五十肩的原因

由年齡層看肩部痠痛患者，幾乎從年輕人到中老年人都包括了。以肩部爲主的這種不快感，也許有人認爲這是「任何人都會經歷的」，如果有根本解決的方法，那眞是令人振奮的消息。五十肩是突發性的肩痛，以及運動機能異常，是一般中老年人容易罹患的病症。

醫學上，認爲是支撐頭部的肌肉疲勞或血液循環不良所造成的。我認爲是支撐頭部的肌肉所附著的胸廓這個立體骨骼構造的歪斜，與肌肉的疲勞和血液循環不良有關吧！

人類的骨骼有頭蓋骨、胸廓、骨盤這三個立體構造，任何一個都會有歪斜的可能。

當這些立體骨骼構造歪斜時，構造中的關節機能異常。所以，胸廓歪斜，亦即表示肩、手臂的關節機能異常。

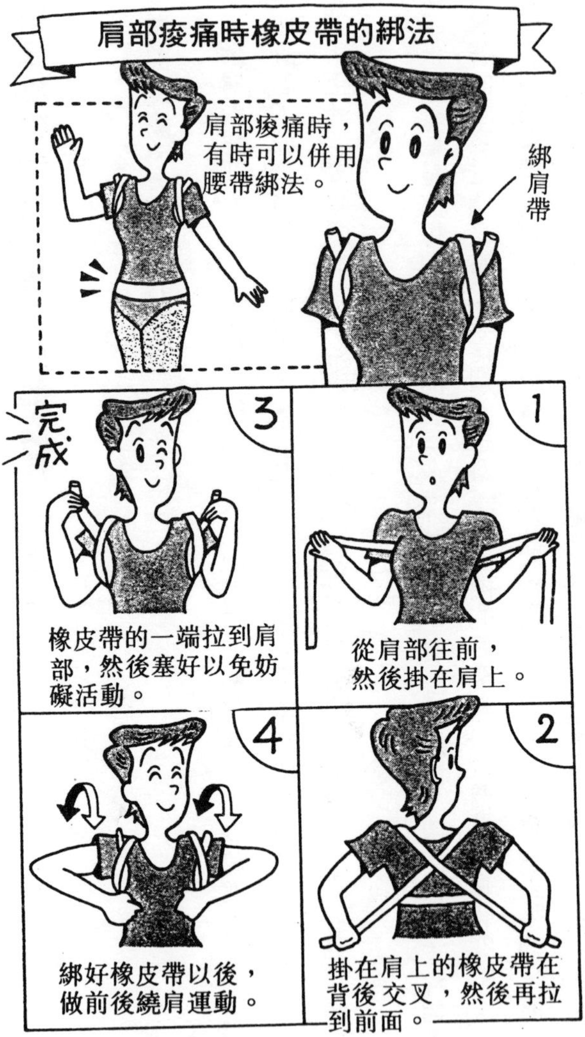
肩部痠痛時橡皮帶的綁法
肩部痠痛時，有時可以併用腰帶綁法。
綁肩帶
1
從肩部往前，然後掛在肩上。
2
掛在肩上的橡皮帶在背後交叉，然後再拉到前面。
3
完成
橡皮帶的一端拉到肩部，然後塞好以免妨礙活動。
4
綁好橡皮帶以後，做前後繞肩運動。

胸廓的歪斜，幾乎都會伴隨骨盤的歪斜。因此，必須由骨盤，這個基礎部位開始矯正。利用橡皮帶矯正骨盤的歪斜，胸廓則需採用鬆緊型的橡皮帶，交叉綁在肩上。藉著橡皮帶的張力加諸於胸廓，並同時進行扭肩動作，這樣才能夠矯正胸廓的歪斜。這是脫離肩部痠痛的捷徑。

此外，胸廓綁橡皮帶能夠使背肌伸展，當進行扭肩動作時，橡皮帶對肩部肌肉會產生按摩效用，因此，能夠有效的消除痠痛與疼痛。

◎膝或股關節痛的原因

大部分的人都認爲，到了中年就會開始出現膝痛現象。原因是膝關節老化、過度使用而造成膝關節負擔、或是風濕引起的膝關節障礙。其結果會使膝關節積水、變形，感覺疼痛。

膝關節風濕時，這必須接受專門的治療。由於下肢是由骨盤延伸出來。所以會因爲骶骼關節機能異常，導致骨盤立體構造的變化，進而對膝關節造成負擔，引發疼痛。

但是，大部分的膝痛，都能夠藉著橡皮帶健康法得到改善。

股關節痛，幾乎都是因爲股關節變形、脫臼所引起的。當然，對股關節加諸過大的負

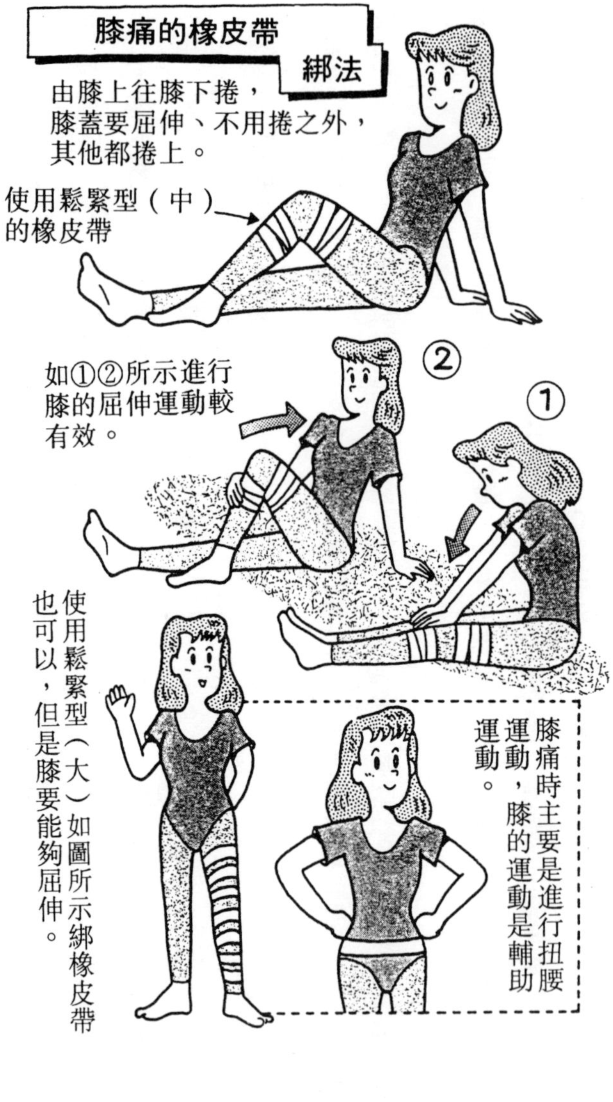
膝痛的橡皮帶
綁法
由膝上往膝下捲，
膝蓋要屈伸、不用捲之外，
其他都捲上。
使用鬆緊型（中）
的橡皮帶
如①②所示進行
膝的屈伸運動較
有效。
②
①
使用鬆緊型（大）如圖所示綁橡皮帶
也可以，但是膝要能夠屈伸。
膝痛時主要是進行扭腰
運動，膝的運動是輔助
運動。

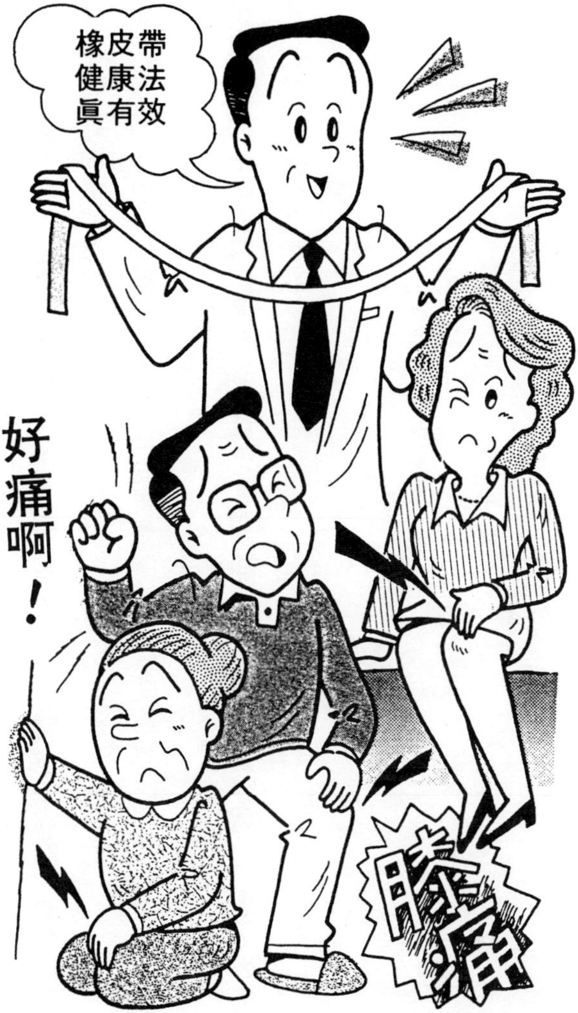
橡皮帶
健康法
眞有效
好痛啊！
膝痛

擔時，也會引發疼痛。

我認爲這也是骶骼關節異常所造成的。

這是因爲股關節的大腿骨頭夾在骨盤內，因此成爲股骨骨頭承接盤的骨盤側歪斜時，當然也會造成股關節機能異常。

如果並無脫臼或變形的情況，藉著橡皮帶健康法，就能夠有效的減輕症狀，緩和疼痛。

有脫臼或變形時，要藉此使其恢復爲正常的股關節，似乎不太容易。不過，如果是輕度的，也可以藉此減輕其症狀。

第三章
從腰解決的各種疾病

症例①
異位性皮膚炎

山浦宏一（二十歲・學生・長野縣）

我的異位性皮膚炎，最嚴重的時期是在高中。小學、中學時只是兩肘出現而已，到高中時，不只兩肘，連腹部和兩腿的根部都出現了。夏季症狀較輕，冬天時由於皮膚乾燥，異位性皮膚炎出現的機率增高。實在是癢得受不了，而用手去抓，結果白色的襯衫經常都是血跡斑斑。

有時候想泡泡澡，但是由於傷口會刺痛而只好淋浴了。在附近的皮膚科就診時，大多暫時控制發癢的症狀而已。後來，母親因爲腰痛接受骨盤治療，效果不錯。就在雙親的鼓勵下，開始接受治療。

就診當天，山田醫師對我說：

「也許會出現暫時性的惡化症狀。就像錄影帶的倒帶情形一樣。過去曾有的症狀會再出現，不過會逐漸減輕的。」

誠如醫師所說，第一次治療後，小時候流鼻水等的感冒症狀都出現了。不久之後，氣喘和異位性皮膚炎惡化。雖然如此，我還是每隔一段時間就去治療，扭腰體操也是每天進

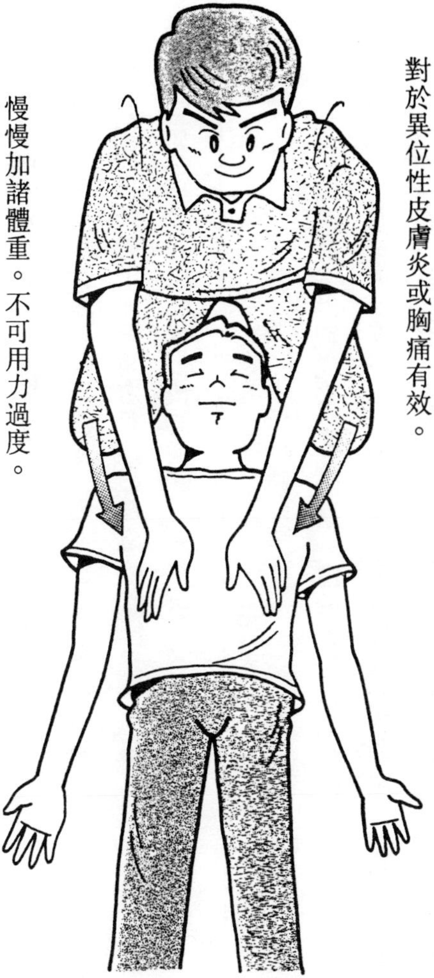

◉放鬆胸廓的方法

對於異位性皮膚炎或胸痛有效。

慢慢加諸體重。不可用力過度。

行。

症狀時好、時壞，但是已經逐漸減輕，而且狀況好的時間增長了。

家父對這種療法很感興趣，似乎是爲了預防日後腰痛再發，也學會了這種治療方法。此後，父親每週替我治療一次，我仍是每天實行扭腰運動。

逐漸的，異位性皮膚炎出現的頻率減少，即使出現也會很快的消失，由於皮膚不再發癢，所以肌膚的顏色也好轉了。有時會有輕微發癢症狀出現，但是，只要我用心做扭腰體操，或是請父親幫我治療，就能夠很快的消除了。

專家的說明

橋爪紀知

事實上，最初是山浦君的母親先來醫院治療。由於她自坐骨神經痛解放了，他的父親也想讓他來接受治療。骨盤療法原本是針對腰痛、坐骨神經痛的療法。因此，十幾歲少年的皮膚症狀並未受到重視。雖然他本人與他的父親曾告知我有關異位性皮膚炎逐漸好轉的情形，但是，我卻無法推測其理由。

之後，山浦君還出現幼兒期的氣喘樣症狀，這個症狀停止後，其他的症狀也都消失了。多年來，令他痛苦的異位性皮膚炎痊癒了。這時，我才開始對這些變化感到興趣。我認爲如果能早一點了解免疫的眞相，就能很快的發現異位性皮膚炎的解決方法。如果父母能夠儘早注意到孩子因爲體格的偏差造成免疫系統的異常問題，那麼，孩子就不必受那麼多的苦了。當我看到他背部殘存的輕微的異位性皮膚炎時，更想確立這種治療法。

症例②
膝痛

小野寺勝子（七十歲·經營飲食店·東京都）

我經營飲食店已有三十三年了，由於工作的需要，經常站立，結果對腰、膝造成了負擔。

五、六年前開始感覺到膝、腰的疼痛。尤其是膝部的疼痛特別嚴重，幾乎無法跪坐、爬樓梯，讓我感到很苦惱。接受整形外科醫師的診察，醫師說：

「年紀大了嘛……」

治療方面就是每週注射一次，但是症狀並未改善。我開始擔心了，因爲再這麼下去的話，將會無法工作的。

有一天，聽到客人提起骨盤健康中心的事情。於是我就趕緊打電話掛號。接受診察時，山田醫師診斷是骨盤歪斜所引起的膝痛。這讓我感到很驚訝，因爲我未曾想過會是腰所造成的。當醫師將橡皮帶交給我的時候，我說：

「靠這個能夠治好疾病嗎？」

我眞的不太相信。但是山田醫師說：

「與年齡無關，只是做橡皮帶體操就能夠慢慢的產生變化。」

他鼓勵我提起勇氣，並讓我產生自信和希望。

我每天早、晚做橡皮帶體操，左右各做三十次的扭腰動作，而且儘可能慢慢的做大幅度的扭腰動作。膝部也綁著橡皮帶做屈伸運動。工作時也儘可能綁著橡皮帶作業。綁上橡皮帶後會產生安定感，腰部也覺得輕鬆。經過一年的治療之後，已經沒有疼痛的困惱。而且姿勢和臉色也改善了，連客人都稱讚我比以前更年輕了。現在我每天都很快活的度日。

專家的說明

寺田和成

膝痛的原因很多，如半月板損傷、韌帶損傷、撞傷等。一般都需要保持靜養。不過，骨盤的歪斜也會造成膝的負擔，而導致膝周圍、外側內側出現疼痛症狀。事實上，這是膝內肌肉緊繃的緣故。

其實，這種膝痛最適合採用骨盤療法。小野寺女士的症狀就是如此。她經過骨盤和膝的X光檢查後，發現膝部並無異常。不過，發現骨盤有歪斜。所以治療的重點就放在骨盤的矯正。並且指導她，在不勉強的程度和可動範圍之內，進行膝的屈伸運動。建議她在進行扭腰和屈伸運動時都要綁上橡皮帶來進行。甚至工作或做家事時，也儘可能綁著橡皮帶來活動。

現在，她已經能夠跪坐和做長時間的步行活動了。今後為了她的健康管理，還是需要持續進行腰、膝的橡皮帶健康法。

症例③

肌腱炎

安藤一夫（三十二歲・安藤牙科院長・東京都）

我是一位牙醫，因爲工作的關係，經常會採取對身體造成負擔的姿勢。其他的同事也和我一樣，有肩痛、腰痛的苦惱。除了肩痛之外，最令我感覺到痛苦的就是右手拇指根部的疼痛，雖然我想休息，但是又怕會帶給患者不便，所以就只有忍痛繼續爲患者治療。

因爲希望能夠儘早復原，到整形外科接受診療，醫師說：

「是輕微的肌腱炎，只要休息一個月就會好的。」

這是醫師的診斷，但是要我休息一個月，這是不可能的事。於是我開始進行針灸治療。雖然有暫時改善。但是，不久之後又開始痛了。

那時，我知道我的朋友山田晶醫師在研究骨盤療法，於是趕緊去拜訪他。山田醫師當時馬上指出我有頸骨的歪斜，同時骨盤也不正，並且爲我治療。

不可思議的是疼痛不久就消失了。長時間的疼痛能夠這麼快就消除，眞的讓我很驚訝！因爲擔心再發，於是請他教我橡皮帶體操。每天只需早、晚做左右各三十次的扭腰就可以。不知道是不是體操的效果，我發覺身體變得不易疲倦，姿勢改善了，右手的肌腱炎完全穩定了。

對一位牙醫而言，手指是他的謀生工具。因此我眞的非常感謝。

專家的說明

橋爪紀知

頸骨和鎖骨對於手和手臂的運動上，具有很重要的作用。一旦出現歪斜時，對手和手臂會造成負擔。頸骨有掌管手臂運動與知覺的神經伸出來。當頸骨歪斜，神經也會受到影響。就如安藤先生的情形一樣，他的右手因此而發炎。但是，這並非單純的頸骨歪斜，其實，根源還是來自骨盤的不正。

治療方面，主要著重在矯正骨盤的歪斜。爲了要去除頸骨、鎖骨的歪斜，需要儘可能的擴大關節的可動範圍。

不只是腰要綁上橡皮帶，肩部也要以橡皮帶採交叉方式綁著。診療感到疼痛時，手臂必須做大幅度的轉動，或是做上下的活動。最近，改善的程度很好，今後仍然要持續做體操。

症例④

手浮腫

上原勝子（五十五歲・主婦・群馬縣）

以前，我的工作是搬運三十公斤的防震波狀紙，並將它們綑綁好。可能是這個原因，自五年前的一個早上開始，早上起床時，手腕和手指會痛，手指幾乎無法彎曲，甚至還浮腫得無法使力。

於是我到附近的醫院求診，醫師說：

「大概是關節炎。」

最初，每天都做手腕的注射。注射後就會改善，但是，不久之後又再發。像這樣的狀況經過四年。只是症狀並未好轉。有一天在工作時，因爲手指長繭的部分龜裂，我很擔心綁繩子時，繩子會傷到傷口內的骨。

就在那時，朋友介紹我去骨盤健康中心，經過X光檢查後，醫師說：

「骨盤歪斜，而且有一點張開。」

當時看到X光片，發現骨盤的嚴重歪斜情形，讓我很驚訝。進行治療和體操後，腰部輕鬆了。不過，手臂並無任何變化。醫師指導我做手指和肩部橡皮帶綁法。幾天後，手臂和指尖的痛、腫逐漸消失。工作上也改變了，我不再拿重的東西，從事比以往更精細的作業。現在，我做這些工作時，也不以爲苦了。即使不再出現疼痛了，但是，我還是儘可能綁著橡皮帶工作。

以往起床時手關節的疼痛也消除了。每天都能夠安心的去上班。身體感到很順暢，而且也不易疲倦。回家後可以隨意活動和輕鬆的跪坐。眞的很感謝健康中心的醫師們。

專家的說明

寺田和成

手浮腫的主因是手臂、手腕的血液或淋巴液等的循環不良所導致的。由上原女士的症例來看，因爲她工作姿勢是前傾的，而且還要進行精細的作業，所以我們指導她，將橡皮帶鬆鬆的綁在肩上，端正她的姿勢。當然，手指和腰也要綁上橡皮帶。

由於上原女士來醫院治療的車程，需要花三個小時，因此，我建議她在家中進行橡皮帶體操，兩週來一次即可。現在，症狀已經大有改善了。她本身也很有自信，認爲能夠靠自己的力量治好自己的病。

症例⑤

顎關節痛（症）

高畠畠亥子（五十七歲·主婦·東京都）

兩年半之前第一次感覺到顎關節痛。有一天早上，突然嘴巴痛得張不開，不過，不久之後疼痛就緩和了。但是，從此以後，有時一天會痛二、三次。到T大學齒學部診察，醫師說：

「是顎關節症。」

之後，逐漸惡化，嘴巴只能張開二公分左右。不論用餐或說話都感到很困難。一週之中幾乎一半的時間都躺在家中。此外，頸和手臂的角度改變時，背部就感到疼痛，左邊的臉也出現痲痺現象。對日常生活造成很大的阻礙，精神上也受到壓迫，眞是讓人無法忍受的折磨。

那時，T大學的醫師介紹我去骨盤健康中心。首先做X光檢查，醫師一邊看著片子一邊說：「顎關節的症狀可能只是全身症狀之一而已，所以必須從調整身體的平衡上著手。」

當時，我突然聽到一陣如雷貫耳的聲音，雖然心中懷疑那是什麼東西，但是還是一邊接受醫師的治療。到其他樓層時又被那聲音嚇了一跳。當我在接受治療時心中想著，這眞的不要緊嗎？實在有一點擔心。

醫師們都很用心的聽我述說，而且親切、熱心的爲我治療。

當然，我還是持續接受T大的治療，而且一邊接受骨盤療法。現在，已經不覺得痛了，嘴巴也能順利的張開，牙齒咬合良好，能夠充分的咀嚼食物了。況且頸部緊繃、手臂痛和痲痺等症狀，經過骨盤的治療後，大都好轉了。身體能夠順暢的活動，讓我能夠輕鬆的去就診。

我的顎關節症是因爲骨盤歪斜所造成，這實在是讓我想像不到的。因此，我非常感謝T大和健康中心的醫師們。而且很不可思議的，當疼痛、痲痺消除後，很自然的笑容又恢復了。實在很感謝。

專家的說明——

寺田和成

顎關節痛的主因是牙齒咬合和身體平衡不良所致。骨骼平衡上的重要關節包括骨盤中的骶骼關節、胸部的胸鎖關節和顎關節。其中骶骼關節能夠調整骨盤，進而治療脊椎歪斜，減輕由背部到頸部的肌肉負擔。高畠女士的身體平衡失調，因而造成背部肌肉緊綳、疼痛，甚至還出現瞬間的呼吸困難症狀。因此，利用One Touch橡皮帶綁在胸部做扭轉動作來進行治療。

此外，高畠女士在精神上也受到很大的打擊。因此，指導她儘量做自己喜歡的事，以轉換心情。治療時，仔細的聽她敘述，儘量和她溝通。她一邊看牙醫，一邊到骨盤健康中心治療，而且很認眞的做扭腰和胸部的橡皮帶扭轉體操。因此，有很好的成效。此外，關於牙齒咬合方面，與牙醫商量做治療，這也是一種有效的方法。

症例⑥
頭痛

原　浩吾（五十五歲・經營公司・東京都）

我從事醫療器材的銷售，經常需要開車去送貨。生活之中開車的時間很長。因此，同樣的姿勢長久持續的結果，造成腰、肩、頸部的痠痛，以及經常性的頭痛。尤其到了週末，由於疲勞的蓄積，肩部痠痛會延伸到頸部，最後成爲強烈的頭痛，嚴重時甚至會讓我想吐。像這樣還要開車，實在很不容易，而且膝的疼痛也比以前更加嚴重了。

這時，朋友介紹我到骨盤健康中心接受治療。最初我擔心治療可能會痛，但是，接受治療時都覺得很舒服，結束後也覺得很清爽。尤其以往眼睛模糊的毛病，完全消除而且變得更明亮。這種感覺對我而言，就好像來到另一個世界一樣，這種說法絕不誇張的。

持續治療後，肩部痠痛和頭痛的次數逐漸減少，體調也好轉了，因爲下工夫的做體操，現在，體調更佳。

我的痛苦和工作有直接關係，這曾經使我很苦惱。現在，頭痛次數少了，疲倦時頂多只是肩部痠痛而已。能夠過著比以前更舒適的生活，讓我很感謝。

健康中心的開朗氣氛，以及工作人員的親切態度，對我而言是最佳的治療，這使我的

◉放鬆胸鎖關節的方法

支撐脖子的肌肉緊繃。要慢慢壓銷骨。對肩部痠痛有效。

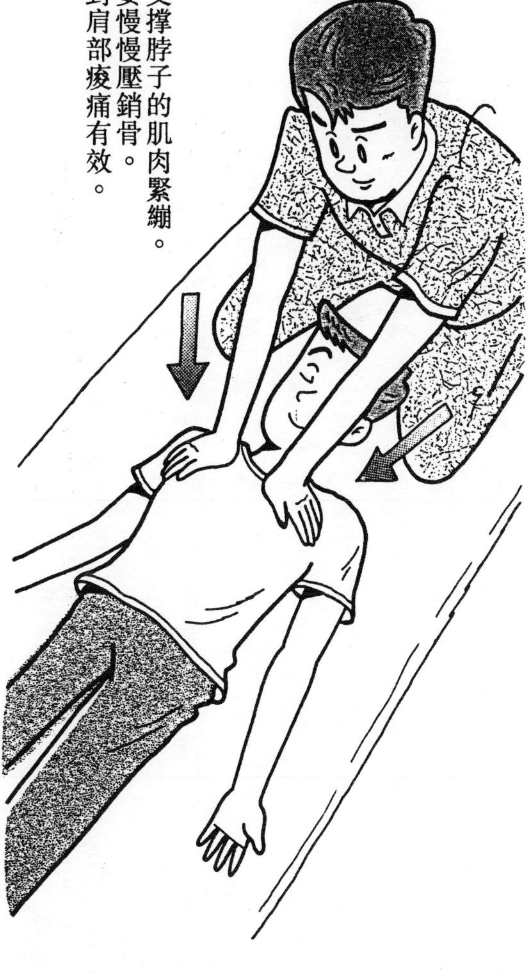

身心煥然一新。

專家的說明——近藤暢治

頭痛，是腦或包住腦的腦膜出現異常，或者是肌肉、血管因壓力或疲勞造成緊張所導致的。

前者，會出現突發性的劇痛，起床時的頭痛會伴隨著嘔吐，一般嘔吐後頭痛會減緩。像這些症狀，都必須緊急處理，儘快與醫師連絡。

後者，是因爲壓力導致血液循環障礙，像是長時間採取同樣的姿勢，而造成肌肉異常緊張而引起頭痛。原先的症狀與後者的「疲勞或壓力」有密切的關係。診療時，發現有肩部痠痛症狀，進行鎖骨、胸骨連結關節（胸鎖關節）的觸診時，覺得此處非常硬。

胸鎖關節是手臂的出發點，活動不良時，就會引起肩部的痠痛。由於他的頸部非常僵硬，所以藉著伸展胸鎖關節或頸部周圍肌肉之擴張可動範圍的動作，就能夠改善症狀。當然，也需要進行骨盤治療。建議患者經常做頸和肩部的大幅度活動。現在，症狀改善了，但是扭腰的體操仍舊要持續進行下去。

症例⑦
身心恢復年輕

桑元百合子（五十六歲・護佐・東京都）

三十歲時，第一次感覺到腰痛。在此之前，就覺得腰部沈重，疲勞時就會痛。但是，經過一會兒就會消失。因此我並不在意。不過，這一次是完全不同。

強烈的疼痛毫無減緩的跡象。我眞的很害怕，趕緊到G醫大醫院就診。教授的診察結果是「變形性脊椎症」。

並沒有做特殊治療，只是敷上濕布而已。醫師說：

「你恐怕要和這種疼痛爲伴了哦。」

聽到醫師這麼說，我眞的很震驚。之後，情緒低落，每天都是鬱鬱寡歡。就在那時，我在電視上看到關於骨盤療法的報導。我想這應該不錯，於是就預約並接受診療。

當時，一邊看X光片，一邊聽醫師的說明，才了解自己的骨盤已經歪了。於是接受骨盤療法。最初的二、三次，疼痛更爲嚴重。「眞的不要緊嗎？」實在很不安。

不過，不久之後疼痛突然的消失了。每次去治療，症狀就改善。每天早、中、晚都持續進行橡皮帶體操。

兩個月後，右肋骨附近覺得疼痛，詢問醫師時，他說：「妳的身體以前是駝背的姿勢，現在挺直了，腹部肌肉受到拉扯而引起疼痛。」

其實，我也曾察覺到自己的駝背情形，但是，當時覺得那是無可奈何的姿勢，而放置不管。不過，自從接受治療後，經常有人會稱讚我說「姿勢很好」，令我很高興。經過三個月後，肋骨附近的疼痛與腰痛都減輕了。

接受治療時，還有一件令我很訝異的事。

就是生理期又恢復了。我已經五十四歲了，月經正常，實在讓我很驚訝！

我認爲不需要靠藥物，活用身體本身的自然治癒力，能夠改善各種的症狀。藉著矯正骨骼的骨盤療法和橡皮帶體操，我眞的恢復元氣，覺得身體輕鬆多了，大家都說我更年輕了。我不再像以往一樣，擔心自己的身體問題，忘掉了疼痛與痛苦，而能夠安心的活動。這種安心感是健康中心賜給我的。

專家的說明——洲藤朋樹

桑元女士經過幾次的治療後，右腰部出現強烈的疼痛，一旦關節稍微移動，想要取得平衡時，會有不同程度的症狀變化產生。患者本身了解醫療，因此，也能接納我們的鼓

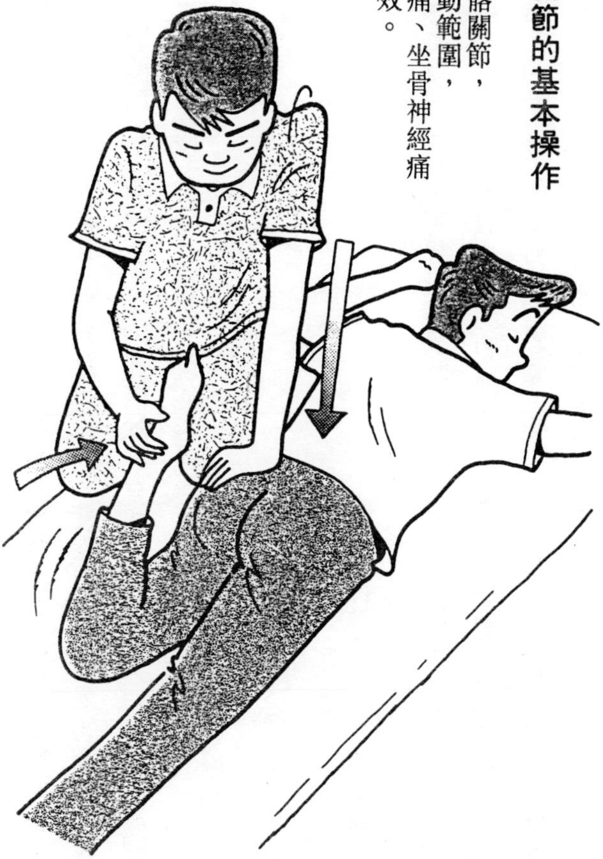

◉骶骼關節的基本操作

放鬆骶骼關節，
增加可動範圍，
對於腰痛、坐骨神經痛
具有卓效。

勵，而自己努力不懈。後來症狀也迅速的改善。只有在右骶骼關節和右骶骨上部還有一點的疼痛感。不過，後來也逐漸消失了。

六次的治療後，她的生理期恢復了。對於已經有四個月沒有出現生理期的她，這實在讓她很驚訝。這是因為治療時，骶骼關節朝左右移動，骨盤的血液循環的緣故。據說從十七、十八歲起，骶骼關節會逐漸的老化，因此活動就會減小。所以，如果能增加關節的可動性，那麼就可以保持身體的柔軟。當然，就能夠恢復年輕。

症例⑧

不容易感冒

山本佳代子（三十九歲・主婦・橫濱市）

十三年前在懷長女的時候，感覺身體異常。有一天，突然脖子無法轉動了，同時右手的中指和無名指麻木，因此無法拿筷子，也無法拿刀切菜。感覺血液無法流到指尖的部位。可能是因為冬天的緣故，所以有這種感覺。腰和下半身的情況也不好。這種症狀持續了十年之久。

有一次母親腰痛，我陪她去治療時，母親說：

「妳也讓醫師看一看吧！」

實際上，由X光的檢查結果，發現我的狀況比母親還差，有骨盤張開的可能性。之前，我並不覺得腰部有問題，因此醫師的診斷，讓我很震驚。於是趕緊接受骨盤治療。

最初，頸、肩和手的痲痺症狀好轉，但是三個月時，腰卻出現緊繃，感覺疼痛。當時很不安而詢問醫師，醫師說是歪斜的腰在復原時所產生的症狀，建議我確實實行扭腰體操，於是我拼命的做。治療方面，大約是一、二週去治療一次。一年後，頭痛、頸和肩和手的痲痺、腰痛等都消除，能夠輕鬆的生活了。

以前，我很容易感冒。每年秋天到隔年的春天之間，會感冒好幾次。總覺得只要外出回來就會感冒，因此很不喜歡外出。夏天只要待在冷氣間，就一定會發燒生病。對自己的身體實在是沒有自信。

可是不知道是怎麼一回事，去年未曾感冒，即使夏天待在冷氣房中，也很有元氣。以前不喜歡外出。現在，外出對我而言，是一件很輕鬆的事情了。治療到現在將近二年，我仍是持續接受治療，而且每天做扭腰體操。雖然還是有一點肩部痠痛症狀，但是與以前相比，十分輕鬆，很有元氣了。雙親和我都很高興。

實在很感謝健康中心的醫師們。

現在，我更了解健康的可貴了。

專家的說明

洲藤朋樹

從山本女士的X光片中，發覺她的骨盤張開，脊椎有左右歪斜的情形，且有頸和肩部緊繃、頭痛、手麻的症狀。可能是骶髂關節歪斜而導致骨盤失去平衡，產生脊椎的側彎。爲了彌補這種變形，因此對胸鎖關節等也造成了影響。當然，因爲各肌肉呈現緊張狀態，各部位才會有痳痺和痠痛的情形。

治療方面，必須慢慢的移動骶髂關節和胸鎖關節等，使肌肉放鬆。同時要綁橡皮帶做扭腰和肩部的運動。

初期曾出現腰痛加劇的情形，由於本人了解是骨盤嚴重歪斜的緣故，而持續進行治療。一年後，症狀大多改善了，也不容易感冒。原因是全身已取得平衡，血液循環良好，抵抗力增加了。

症例⑨

坐骨神經痛

吉村米子（三十三歲・上班族・東京都）

「不行了，站不起來了。」

向公司請假，對我而言是一大打擊。自五、六年前開始，經常感到腰部沈重，但是，我有自信能夠與疼痛平安相處。左側的腰、臀部、大腿都感到麻和痛，勉強站立時，腳會產生劇痛，令我想哭。最初去整形外科就診時，醫師說：

「第四和第五腰椎間狹窄，所以需要牽引。」

治療後，症狀並沒有改變。有時候痛得身體都縮在一起，一直等到疼痛褪去。每天都覺得很痛苦。

每當夜晚時，心中不安的想著：

「這樣下去，沒辦法走路了……」

後來聽收音機，知道利用與衆不同的方法治療腰痛的骨盤健康中心。於是前往就診。醫師看著我的X光片說：

「妳的疼痛原因，可能是在骨盤。」

當時醫師這麼診斷。雖然原因是在骨盤，但是我並不太了解，只知道不能夠再這麼下去，請醫師爲我治療。治療後，症狀稍微減緩，但是不久又會痛。雖然醫師指導我綁著橡皮帶扭腰，但是我卻做不到，只能夠伏臥而做扭動臀部的動作。當時我心想，這個方法眞的能夠治好疾病嗎？

手出現感覺，是我能站立扭腰的時候。做了之後，很明顯的腳和腰都覺得輕鬆了。就好像腳內有一股溫水流過一樣，我認爲：

「這個方法有效，我一定要多努力。」

於是下定決心，每天二千次，不斷的扭腰。大約經過半年，腰、臀部、大腿、小腿肚的疼痛，依序消失了。現在，過著沒有疼痛的安心日子。感謝爲我治療的醫師們。

專家的說明

森　泰人

腰部以下的痛和麻的原因，是因爲骨或軟骨直接壓迫神經，造成下肢的血液循環不良的緣故。吉村小姐左腳的冷感，從經過泡澡就會輕鬆來看，可以推測是因爲骨盤的不平衡，導致以臀肌爲主的肌肉痠痛，阻礙下肢的血液循環。依照所長的指示，進行一連串的治療後，還做放鬆臀肌和綁腿治療。並建議她本人在日常生活中，儘可能於腰和股關節處綁上橡皮帶。經過半年治療過程，也出現過幾次的疼痛（可能是好轉反應？），但是，治療方針仍是維持不變，只是在量或次數上加以調整。最後只剩下阿基里斯腱的疼痛。把橡皮帶綁在小腿肚上做伸展運動也很有效。

吉村小姐了解治療的目的和方法後，就非常賣力的進行，受到她的鼓勵之患者很多，在此表示感謝。

症例⑩

腰痛和腳底長繭

小管良夫（四十六歲・職員・埼玉縣）

幾年前開始，經常因閃腰而腰痛。去年六月左右，又出現同樣的情形，不過腰痛卻一直持續著。曾經到整形外科接受牽引，也做針灸治療，但是，疼痛卻無改善。

爲此不得不向公司請假休息了。當朋友來探病時，送我橡皮帶。實在沒有比這更簡單的家中治療法了。由於我想要更深入的了解，而到骨盤健康中心。

診察時，醫師看到我的腳底說：

「長繭的現象實在很嚴重，不過可以治好的。」

事實上，左腳底的繭在幾年前就長得很大，而且經常裂開、常痛。但是那時與痛得無法動彈的腰相比，實在微不足道。所以就不以爲意了。

接受治療後，除了治療之外，幾乎都躺在床上。當然，我也拼命的做扭腰體操。最初，實在是痛得無法站立，只能夠躺著，每次做十下，一天大概做五百下。睡覺時也綁著橡皮帶。

一週後，效果出現了。疼痛逐漸減輕，已經能站立了。一次能夠做一百下的扭腰動作。第三週去治療時，醫師說：

「腳底的繭改善很多了。」

腳底的皮好轉了。因爲腰痛的治療，竟然會出現這種變化，眞令我驚訝。一個月後，腰痛消失，我也開始工作了。現在，不再有腰痛或閃腰的情況，每天都能夠輕鬆度日。實在很感謝橡皮帶。

專家的說明

森　泰人

皮膚的局部增厚稱爲長繭（胼胝腫）。腳底長繭的主要理由有二，一是左右腳的體重負擔不平均，在走路時腳底的某一部位，經常會受到摩擦或壓迫而發生的；另一點是骨骼的歪斜導致肌肉緊張，血液無法到達腳底，皮膚新陳代謝受阻，出現異常的角質化現象。

小管先生的左腳底心到指尖出現直徑十公分的橢圓形的繭。因爲長年反覆出現腰痛，使得日常步行異常，左右腳肌肉的緊張度不同所造成的。

接受治療的過程中，覺得腳部的血液循環改善，走路方式也取得平衡，因此腳底的症狀也出現變化。

要注意因工作而出現的勉強姿勢，不要過著勉強的生活。

症例⑪ 化膿症

北村靜子（六十二歲・主婦・東京都）

我到健康中心接受診治的目的，是爲了醫治右腳脖子的疼痛。但是，傷口容易化膿、淺眠、夏天時身體會發冷等全身的症狀都同時出現了。治療初期，讓我感到驚訝的是睡眠的改變。自從接受治療後，每天都睡得很好。因爲熟睡的緣故，第二天的疲勞感也減少，生活充滿活力。

關於身體發冷的現象，即使天氣很熱的夏天，也無法待在冷氣房中。甚至吹電風扇都會覺得發冷，是一種由體內發出的寒冷。不過，經過治療後已經逐漸好轉。一整年身體都覺得很溫暖。

關於化膿症，以前只要稍微的受傷就會立刻化膿，必須要到醫院就診。治好之後，不久又化膿。附近醫院的醫師說：

「妳又來了，這一次又是怎麼回事啊？」

經常對我這麼說。但是接受治療和實行體操之後，不再出現化膿現象了。醫師說：

「因爲身體的血液循環良好，因此對細菌的抵抗力提高了。」

這眞的讓我很驚訝！

以前，拖著疲倦的身體到醫院時，爲我診察的醫師會對我說：

「這樣下去的話，十年後的妳會變成如何，我實在不敢想像。妳的狀況實在很差。」

腰痛、腳脖子痛，以及全身症狀都好轉了。我很感謝這個治療。

專家的說明

森　泰人

全身疲勞、發冷症狀的改善，可能是因爲血液循環改善的緣故。身體活動時，乳酸等的疲勞物質會積存在肌肉，成爲痠痛和疲勞的原因。

泡澡能消除疲勞，那是因爲血液循環改善，藉此將積存的疲勞物質排出。經由骨盤療法和體操，能夠增加關節的可動性，並使肌肉得到更新的效果，因此而改善血液的循環。血液循環改善後，新鮮、溫暖的血液在全身流動。當然，發冷症消除，抗菌力也提高了。北村女士接受治療和做體操，而症狀改善了。

希望她的體調能夠愈來愈好，非常有元氣的生活。

症例⑫

便　秘

小坂和子（六十四歲・皮革工藝指導・東京都）

我從年輕時就體弱多病，有便秘的傾向。大概三天才排便一次。但是，我的運氣還不錯，並沒有肚子發脹和頭痛等的不快症狀。所以，即使知道便秘對健康不好，但是並不擔心。事實上，當我每天都能夠正常排便後，才感覺到便秘的害處。

骨盤療法幫助我消除便秘。

我從一九八一年開始治療牙齒，並接受山田晶醫師的治療。當他知道我的毛病後，建議我做橡皮帶體操。綁上橡皮帶以後，覺得還不錯，於是開始實行。每天早晚兩次，朝左右各做三百次。

經過三年左右，終於每天都能順暢的排便了。各位可能會覺得時間似乎太長了。但是對五十年來體調不良和持續便秘症狀的我而言，當然需要花較長的時間來治療。不只是便秘，對於全身都出現良好的影響。

因爲工作的關係，造成了嚴重的肩部痠痛，接受針灸等各種的治療。自從接受骨盤療法之後，肩痛減緩，不需要再做針灸等治療，而且動作也恢復年輕了。

像我這種體弱多病的人，能夠與骨盤療法邂逅，眞是太慶幸了。眞的很感謝。

專家的說明

橋爪紀知

骨盤的歪斜也導致其上方的脊椎不正。由脊椎延伸出的神經，具有掌管身體各處機能的作用。一旦脊椎出現歪斜，神經也會受到阻礙，導致內臟功能不良，形成便秘。治療方面，必須一邊矯正骨盤的歪斜，而且要儘量擴張脊椎等關節的可動範圍，使背肌放鬆。

腰肩部需要綁上橡皮帶，而且儘可能不要做前傾的動作，以深呼吸的形態，做胸部的前後伸縮的體操。鬆鬆的將橡皮帶綁在腰部，並做左右扭轉體操。

因爲便秘會造成腹部肌肉的緊張，因此，指導她做體操，使肌肉柔軟。現在，便秘消除了，但是，還是要持續做橡皮帶體操。

症例⑬ 腰痛、肩部痠痛

有田溫彥（六十二歲·職員·埼玉縣）

我長期以來都打網球，當時還學游泳、合氣道，對自己的健康很有自信。但是，有一次由於自己的疏忽，屁股跌倒著地，而且撞擊到尾骨，同時還聽到咔嚓聲，身體無法動彈。

藉著按摩、針灸等療法，經過一、二個月後，疼痛稍微減緩了。但是，不久腰又開始痛。這時，按摩和針灸幾乎都發生不了作用。不只腰痛，逐漸擴展到肩、背的部位，甚至膝都痛，連上下樓梯都有困難。

整形外科診察結果，發現背骨呈S狀彎曲，使用牽引和塗軟膏來緩和疼痛的治療。每天持續做牽引和抹軟膏。可是，症狀並未好轉，使我每天都很消沈。對健康的自信早已經蕩然無存了。

聽到橡皮帶治療法時，就在半信半疑的心態下開始進行。對我而言，這是很慶幸的事情。看書後知道，骶骼關節和胸鎖關節是自己的腰痛之關鍵。

因此，開始接受治療和做扭腰。剛開始每天接受治療。一週後，發現自己已經能夠毫無困難的上下車站的樓梯，這讓我很驚訝。膝痛已消失了。這就是我信賴橡皮帶治療法的最大原因。當時，我兒子也腰痛，於是我也利用橡皮帶爲他治好腰痛。所以，這更加深我對它的信賴。

我很有耐性的接受治療。除了健康中心的公休日以外，每天都去。後來覺得腰、頸和背部的疼痛減輕了。最近，也能夠輕鬆的做扭腰動作。在家中和辦公室各放一條橡皮帶，只要有空就做扭腰運動。

現在，每隔二週接受一次治療，每天做扭轉的運動，左右各一百次的扭腰和五十次的繞肩動作。我認爲如果現在停止的話，以往的辛苦就白費了。因此努力的做運動。

目前，當然還不能打網球，但是能夠游一千公尺，合氣道已經升到三級。現在六十二歲，仍然能夠繼續的工作。

這都是在我消沈期間，不斷的給我支持的妻子和同事們所賜。尤其能夠邂逅橡皮帶治療法，以及耐心、親切的醫師們，讓我深深體會到光靠自己一個人是無法活下去的。我眞想把因爲手垢而變黑的橡皮帶供在神桌上。現在扭腰是我的早操。

專家的說明

洲藤朋樹

有田先生非常認眞，而且對自己的身體狀態很淸楚。初診時的狀態，是頸、肩、腰的疼痛特別嚴重，狀況並不好。

由X光片之中，發覺他的骨盤傾斜、脊椎側彎，尤其是胸鎖關節的左右高度有一些差距。當然這就會導致肌肉緊張，而出現全身性的症狀。

治療方面，首先必須增加骶骼關節和胸鎖關節的可動範圍。第二點，要放鬆附帶的肌肉群，再加上扭腰症狀。

症狀逐漸減輕了。二年以後，幾乎已經都好了。他已經能夠游泳、練合氣道了。

現在，雖然還有一點疼痛，可是骨骼的歪斜，大多已經減少，肌肉的緊繃也減緩了。花三年的時間，能夠恢復元氣，眞是太棒了。這是他希望痊癒的想法和努力的結果。今後還要加油。

症例⑭ 五十肩

伊藤雄二（五十九歲·經營公司·東京都）

我因爲臀部到腳的劇痛，到大學醫院就診。醫師的診斷是變形性脊椎症。經過MRI等精細的檢查，發覺脊椎有三處的神經受到壓迫。如果手術失敗會導致半身不遂。所以，醫師不建議我開刀。

後來，醫師介紹我去接受推拿的治療。就診前，治療師仔細詢問有關的資料，如症狀何時出現、年齡、職業等等，結果治療師說，慣用右手的人，右邊出現的疼痛症狀，是很難痊癒的。

我只好把診察結果告知大學醫院的醫師。醫師暗示，我恐怕一生都要進行推拿，和漢方療法爲伍了。

最後，醫生還勸我辭去工作，到溫泉醫院接受治療。

在這種毫無頭緒的狀態下，日子眞的很難熬。尤其又受到腰、肩疼痛的肉體折磨。夜晚肩痛得無法成眠。

由於肩部受到體重的壓迫，會出現疼痛麻痺的不適感覺，所以，每隔五分鐘，就得翻

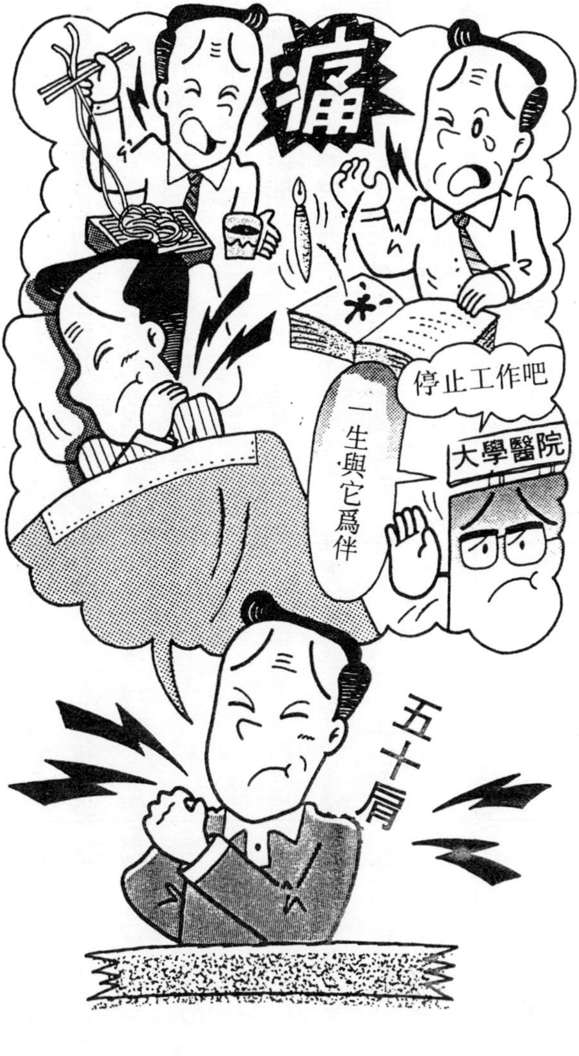
痛
停止工作吧
一生與它爲伴
大學醫院
五十肩

身。

像這種狀態，當然會導致失眠、沒有食慾、感冒和腸胃機能失調的惡性循環。失眠造成情緒焦躁，往往在工作時就會對部屬嘮叨。這種惡劣影響也波及到周邊的人。吃麵時，手臂會痛得無法舉起，連筷子都掉在地上。尤其我是擔任管理工作，必須批閱資料，但是，經常會因爲手臂的疼痛無法舉筆，或是筆掉了而弄髒帳簿。

接受骨盤療法之後，症狀是慢慢的改善了。原本痛得無法做到的動作，在不知不覺之中，已經能夠達成了。

夜晚已經稍微能夠入睡了。六個月後，在洗澡後已能進行活動肩部的體操。開始做時，痛得眼淚都快流出來，逐漸的加大活動的幅度後，感覺效果更提高了。現在，肩部的疼痛好轉，已經能夠繼續工作了。不過，左側臀部的疼痛仍殘留著，我想還是要有耐性的接受治療。

專家的說明——近藤暢治

五十肩，由於肩關節周圍發炎，所以在運動時會感覺疼痛，尤其做手臂上舉的動作時，因爲疼痛而很難辦到。原因是因爲肩、手臂使用過度，或是骨骼歪斜等引起的。

像伊藤先生有腰（臀部到腿）和肩的疼痛症狀，原因是以骨盤為中心的全身性骨骼歪斜而引發疼痛的。治療上，必須擴張骨盤的可動範圍，同時要擴展成為肩部活動中樞的胸鎖（胸骨和鎖骨所構成）關節的可動範圍，肩部綁著橡皮帶，每天儘可能的活動肩部。現在，已經好轉了。

所以，本人的耐性是很重要的。希望他不要放棄，繼續治療。

症例⑮ 眼睛疲勞

大塚　福（六十七歲・主婦・浦安市）

長期間受腰痛折磨，就診時，我的身體幾乎無法挺直走路。

因此，開始治療時，乘車到中心是很辛苦的，在車上我必須脫下鞋子，跪坐在座位上。從車站到中心的坡道，我必須停下來休息二次，才能夠爬上去，否則是無法到達中心的。

開始治療時，自己也覺得很痛苦。左大腿的疼痛一直殘留著。不過，我還是繼續接受治療。結果發現，右側腹與右腰的疼痛逐漸的減輕了。

除了腰痛以外，我的眼睛容易疲勞，而且有眼睛模糊的症狀。接受治療以後，這一方面的症狀也改善了。以前，每當疲倦時，肩和頸部會不舒服，眼睛也會模糊，嚴重時，甚至會感覺眼珠子在打轉。

當時，認爲是眼鏡髒了，還不斷的擦拭眼鏡，結果發現並不是眼鏡的問題。到眼科就診時，醫師說是老花眼，但是並沒有白內障等的特殊異常現象。由於沒有異常現象，所以並沒有做特別的治療指示。因爲檢查時所使用的藥物仍然殘留在眼睛內的緣故，大約有一星期的時間，眼睛一直都有眩目的情形。

但是，接受骨盤治療以後，整個身體變得清爽，眼睛也清晰了。

以前，我經常使用眼藥，最近已經都不用了。

我很喜歡看書。我發現接受治療以後，只要不過度使用眼睛，就不會模糊，也不再有眼珠子打轉的現象了。今後，我還要繼續努力，希望身體能夠更好。

專家的說明

近藤暢治

眼睛疲勞，會伴隨著出現眼睛模糊、眼睛深處疼痛和乾澀等症狀，因此，患者大多有側著脖子的現象。眼球需要大量血液，如果側著脖子，會阻礙血液將營養送到眼球的機能，而引發各種症狀。所以，治療的重點在於使頸部柔軟，尤其要消除頭枕部的痠痛。

眼睛疲勞的人，大多也會有肩部痠痛、頸部緊繃的現象，也需要一併治療。

因此，必須指導使用綁肩的橡皮帶和三角枕，讓他們能夠自己進行治療。

大塚女士的情形，是因爲頸部右側痠痛，所以以此做爲治療的目標，並指導她綁肩帶和做扭轉脖子的運動。於是症狀改善了。現代人，因爲看近處物體的機會較多，爲了健康，要養成經常看遠處的生活習慣。

症例⑯ 不再咳嗽

柳井充子（五十四歲・職員・東京都）

由於從事事務性工作，經常坐著。長年承受由右腿的根部到臀部和左膝疼痛的折磨。有時候痛，有時候又好轉，時好時壞的。但是，逐漸的產生疼痛的間隔時間縮短。因此到附近醫院就診。醫師說是年紀大的緣故，並沒有進行特別的治療。

後來，我從書中知道骨盤療法。不過剛開始我的確並不相信它會產生效果。初診時的X光片上，發覺自己的骨盤歪斜，當時，他們只是詢問我到目前爲止的疾病經過，完全了解之後，就開始為我治療。治療之後，從椅子上站起來時我很驚訝。因為站起來竟然腳不會痛。實際感受到治療的效果。此外，還有其他令我驚訝的效果。

我從小就氣管較弱，容易感冒，而且感冒後，就會咳嗽不止。現在，已經從這種煩惱中解放出來。

總之，我很容易感冒，幾乎一年之中都覺得喉嚨刺痛，受到這種折磨，已經有幾十年之久了。每當感冒時，就立刻到醫院診療、吃藥。但是，內心實在很害怕自己會罹患肺炎。

尤其開始工作時，一走進溫暖的房間，就開始咳嗽，而且咳不停，甚至眼淚都咳出來，一定要將粘稠的唾液咳出來，才會止住。像這樣實在無法工作。

開始治療之後，這種症狀出現變化。醫師在治療時，按壓胸關節處，發出咔嚓的聲音，當時我感覺鎖骨好像歸位似的。胸關節有如受到撞擊過一樣，陣陣發痛。持續一週左右，疼痛消失，呼吸時胸部也不會出現「咻|咻」的聲音。治療三個月以後，不再感冒，也不會有咳嗽不止的現象。

幾乎每年的年初和年末時，一定會感冒。但是，去年都沒有出現，因此一整年都過得很舒適。最初，覺得這種療法可能沒有效，沒想到竟然有這麼好的成果。能夠邂逅骨盤療法，真的很慶幸。

專家的說明

近藤暢治

咳嗽是與呼吸有關的症狀，大多是脊椎上部（胸椎）傾斜的例子。咳嗽時，人體的構造會往前傾，習慣性的咳嗽會加速脊椎傾斜。

柳井女士也是如此，由於脊椎的彎曲，而影響到鎖骨。改善後，症狀就不會再出現。此外，肩胛骨與肩胛骨之間的痠痛去除，以及改善胸椎的可動範圍，都是治療重點。

橡皮帶體操方面，肩部和胸部綁橡皮帶的體操，能夠有效的改善症狀。體操能夠矯正前傾的不良姿勢，減少呼吸時肌肉的負擔，因此呼吸會較輕鬆，氣息順暢。所以，伴隨呼吸的各種症狀就會減輕。

症例⑰

腰椎椎間盤突出症

村山一夫（四十八歲・油漆業・東京都）

一九九〇年十月中旬，天氣轉涼的季節，由於從事油漆工作，經常要搭架子或搬運沈重的油漆，還需要張開腳蹲下來彎著身子，持續著工作。上午，還沒關係，一到下午，兩腳變得沈重，腳抬不起來。到醫院檢查，醫師說是疲倦的緣故，爲我打兩針。症狀稍微好轉，但是，右腳的外側開始出現痲痺現象。因此而經常請假。一九九一年二月時又更爲嚴重，到醫院診察，醫師說：「沒什麼關係，大概是突出症吧！」又說：「住院一週觀察一下。」於是我下定決心，住院了。

不過，疼痛卻逐漸增強。醫師說要進行臀部的遮斷注射，實行三次，但是，疼痛仍是持續增加。醫師對我說：「到大型醫院進行精密檢查吧！」因此去做MRI檢查，進行檢查時，身體無法動彈，所以妻子必須時時隨侍在旁。檢查需要注入顯影劑以便診斷。當時，覺得頭很痛，四天都吃不下飯。

這個時期情緒不穩定，不但踢垃圾桶發洩，還和護士吵架。本來預定住院一週，結果卻延長爲二個月。因爲我是技術人員，如果不去工作，就沒有收入，況且還需要養四個孩子。像這樣下去，可能整個家都會崩潰。因此，我自己要求出院。醫師說：

「如果你中途出院，到時候不能走路，你要自己負責哦！可能一個月、三個月，你就不能走路了。」

妻子在收音機中聽到橡皮帶體操，已經向我提過幾次，我都回答她說：

「到那裡去也是一樣的情形。」

由於一直都找不到消除疼痛的方法，最後，我想還是到骨盤健康中心去試一試。

在中心所拍的X光片中，發現骨盤出現變化，於是開始接受治療。治療時，雖有一些疼痛，但是都還可以忍受。在臀部綁橡皮帶，使我能夠走路，到家爲止，腰和腳的症狀都沒有出現，打開家門，抱起眼前的孩子。那時，妻子很驚訝的說：

「不要緊嗎？眞的這麼有效？」

初診時，醫師說：「一週之內，一定會出現劇痛。」但是，我卻不相信。第四天，能夠爬樓梯了，令我很驚訝。大概進行一週的治療之後，突然間同樣的疼痛又出現，使用鎮痛劑後就回家。這段時間還是能夠進行扭腰，最多一天做一千～一千二百次。

一個月後，到整形外科檢查時，醫師說：「如果，活動時不會感覺疼痛的話，就可以不用來了。」

現在，腰雖然有一點沈重，但是，藉著橡皮帶體操就能夠消除。事實上，在腰開始痛之前，大約有三個月的期間，都無法進行性行爲。並不是沒有性慾，而是持續出現在重要時刻無法發揮作用的狀態。

不過，現在變得非常有精力。住院期間無法享受泡澡的樂趣，現在已經解禁，可以安心入浴。很慶幸能夠接受治療，也讓我理解反彈的疼痛。

專家的說明——近藤暢治

住院一、二個月，活動範圍縮小，讓腰部的肌肉、韌帶保持安靜狀態，就可以提高治療效果。像村山先生的症例，雖然恢復的速度很快，但是，一週以後又出現反彈現象。

雖然有個別的差異，不過，通常藉著個人的意志力和鎮痛藥劑等的幫助，最後都能夠復原。因爲我曾親身經歷過這種似乎有時間表的治療過程，所以，比較容易爲患者說明。村山先生由於症狀迅速減輕，即使我曾提醒他疼痛會再出現，但是，他卻說：「不要緊。」

果然一週後，疼痛產生，看他拄著拐杖的樣子，就像猴子的「反省姿勢」。不過，疼痛也很快的消除，體調也恢復，與治療前相比，精力超群，的確很慶幸。雖然，有一段時間會感覺無力，但是並無疼痛。

不過，現在和妻子已經恢復正常的家庭生活。由於本人親身體驗，激起他想學骨盤治療技術的意願，這的確是可喜的現象。

症例⑱

脊椎椎間盤突出症

神田　健（三十一歲·職員·埼玉縣）

一九九〇年九月下旬，左臀部到腳後側感到疼痛。尤其在早上要起床時，以及要坐到馬桶上的時候，疼痛無比。持續一個星期左右。十月初，竟然無法自床上坐起來。到有名的推拿院和針灸院求診，但是，疼痛仍然無法減輕。於是住進附近的整形外科醫院，接受診治。醫師診斷是脊椎椎間盤突出症引起的坐骨神經痛，治療的方法是牽引和注射。

住院的第十天，出現比以前更嚴重的疼痛症狀，必須接受精密檢查，於是乘坐救護車轉進市內的綜合醫院。四天四夜的持續疼痛，受到地獄般的折磨。即使用塞劑都無效，打點滴時必須保持靜止狀態，實在很難受，注射止痛藥頂多只能維持一個小時的效果而已。主治醫師說也可以動手術。我希望到有熟人在的醫院去，拜託醫師讓我轉院。

轉院之後，很幸運的，疼痛逐漸減輕，扶著助行器，自己可以上廁所。但是，醫師決定，如果二週以後症狀還持續的話，就要決定動手術的時間。可是，我希望能夠不動手術而治癒疾病，所以非常苦惱。後來，聽到妻子的朋友去骨盤健康中心接受治療，同樣的症狀復原了，因此我決定嘗試。如果不行的話，才動手術。於是我辦出院。

出院當天就到健康中心就診，接受治療時還會出現強烈的疼痛，所以，我一邊注射止痛劑，一邊持續接受治療。第三天，能夠自行爬去上廁所，一週後，能夠自己回家了。後來，自己在家進行橡皮帶體操，同時看門診，注意不讓疼痛再發。經過三年多，現在已經忘記當時疼痛的情形，完全復原，可以享受打高爾夫球的樂趣。

開始接受骨盤治療時，實在心中很不安，不知道是否能夠治癒。現在，回想自己能夠碰上這個治療法，以及治療師們，眞是覺得太棒了。

專家的說明

森　泰人

來院診療的當天，就確認是左右骶骼關節的活動不良。左腳的劇痛，開始移到右腳時會較嚴重。不過，一旦兩側取得平衡時，由於體格堅實，肌肉和韌帶也會強化，這樣就能夠儘快復原。聽到身邊的患者，每天在症狀方面的改變，這對我們而言，是非常好的學習。知道治療三個月已經能夠工作，甚至享受打球，不管最初是驚訝，還是擔心，現在能夠笑著說出這一切，眞是太棒了。這位患者說：

「骨盤療法就好像保險一樣，感覺疼痛時，就趕緊跑來。」

這種態度，正是我們的希望。

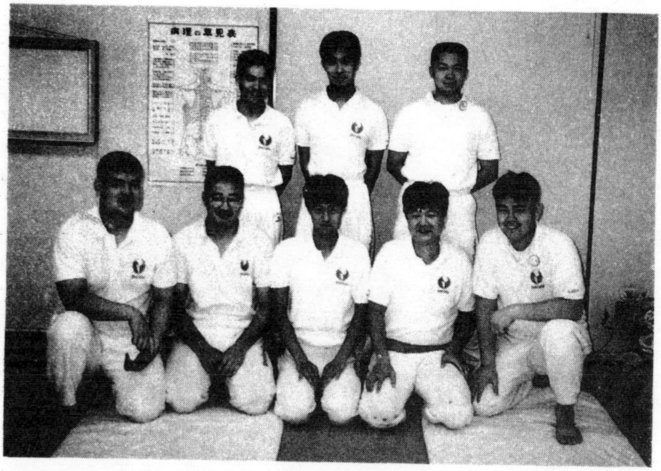

骨盤健康中心的治療師共有8位。以「輕鬆治療」為座右銘，在開朗的氣氛之中，認真的治療腰痛。

第四章
健康從腰開始，人生也從腰開始

母親所做的事

從孩子出生，一直到他們自立爲止的育兒書籍很多。現在，我不做這方面的敘述。關於父母要如何讓子女無病、無事的長大，以下有三項提議。不過，嚴重的遺傳性疾病或特異疾病除外。

首先，是關於嬰兒的方面，出生六個月之間，這時是頭蓋縫合骨癒合的時間，爲了使頭形成爲圓形，不只洗澡時，任何時刻都要捏一捏，就像捏飯糰似的，儘量讓頭形變圓。依嬰兒的身體比例來看，頭部較大，而人類整體的成長過程之中，頭所發揮的作用，在新生兒期最重要。

保護腦部的骨骼，有五種七個腦顱骨，由冠狀縫合、矢狀縫合、鱗狀縫合和人字縫合所連接。各縫合的完成，大約需要六個月的時間。這時，嬰兒的頭很柔軟，這個保護重要腦的頭蓋，必須使它成爲圓形，而且左右能夠均衡發展。

聽母親說，出生時我的頭很長，像布袋一樣，於是母親經常一邊揉搓我的頭，一邊唸著：

「變圓吧！變圓吧！」

因此讓我的頭得到均衡的發展，很感謝母親。有的人長大後，經常受人取笑有個E．T頭形。像這些人，大概在小的時候，都是躺在坐墊上睡，或者是被助產士踏到吧！不過，即使出生時，頭形不佳，也要在六個月之內，儘量讓頭變圓。當然，這與頭部的平衡有很密切的關係。

其次就是幼兒期，母親必須做的事情，是儘量讓孩子啃咬硬的東西。在此我也要呼籲牙醫們。開始長乳牙時，大幅度的活動顎部，對腦或頭有益。由幼兒齒列換爲永久齒列的時期，也很重要。牙和牙之間有縫隙的幼兒齒列較好，爲了要形成這種空隙齒列，必須儘量啃咬，使顎部活動，促進顎部的發育。

當然，顎的形狀等是來自於雙親的骨骼遺傳，但是，加上啃咬的後天因子，對於顎的發育上，會產生很大的影響。因此，爲了孩子的美好將來，必須提供硬的食物。關於其結果，是否會使頭腦聰明，我不想談論。但是刺激支撐牙齒的緩衝感覺接受器，對於顎和腦的發育，會產生很大的影響。

最後，這也是最重要的時期，即所謂的第二次成長（性徵）期。由小學中年級開始，到高中爲止的這段時間。亦即由兒童的身體轉變爲成人的身體的時期，男孩變得像男人，而女孩也變得像女人。身體整體變大的時期，是影響孩子一生的最重要時期。

這就是所謂的青春期。即使身體產生任何變化，不過頭部的構造是不會產生變化的。由於腦中的成長荷爾蒙與性荷爾蒙（男性荷爾蒙、女性荷爾蒙）生產旺盛，結果頸部以下的身體，整體變大。脖子變粗、男的聲音改變、不論男女其胸部增厚、男性肩膀變寬變厚、女性肩部變得圓潤。腰和臀部的男女差異也出現了。出現大小、形態、長毛的變化，變成大人。同時手腳增長、變粗，這就是第二次性徵期。

我認爲這時期最重要，理由是因爲由許多接受診察兒童的X光片中，發現形成骨盤的骶骼關節還未完全形成。骶骼關節活動範圍較小，會加速老化。在第二次性徵期完成之前，關節還有成長的空間。因此，在第二次性徵期時，兩骨開始急速成長、接近，而形成骶骼關節。

孩提時期，支撐上半身體重的骶骨和與下半身相連的關節，具有伸縮性，那麼，爲何還能夠站、跑和活動呢？這是人類與靈長類的不同點，證明了在用兩腳走路之前，支撐臀部的人體，具有強健的肌肉。

包圍人類骶骼關節的組織，具有比獅子等四隻腳的動物更強力的構造。所以，身體較小的孩提時期，不需要骶骼關節的支撐。但是，隨著身體的增大，上半身和下半身的平衡，需要依賴小的骶骼關節來承擔。

這時，必然的這連接骶骨和骼骨的骶骼關節一定要完成才行。完成的時間，有個別差異，較長的可能一年，有的在更短的時間內，就會迅速的形成關節。骶骼關節形成期是人生中最重要的時期。

同樣的，胸廓的胸鎖關節、胸肋關節、肋椎關節的形成形態與骶骼關節相類似，因此，當形成的時期，姿勢不良，或是有壞的習慣等，對孩子的一生，會有不良的影響。有些父母，對於觀察這時期的孩子身體，會覺得難為情，或是難以啓齒。但是，兒童變為成人的身體，這段時期並不長。只要判斷孩子已經轉變成大人的身體時，對於孩子以後的意志、意識就可以放下不管。

換言之，進入第二次性徵期時，為了孩子左右骨骼的平衡，往往要嘮叨一點，指正孩子的姿勢和習慣的缺點。即使被稱為教育爸爸、教育媽媽都無妨。但是，第二次性徵期結束以後，要讓孩子自立，這才是最適當的養育方式。

食物的好惡

以前，我對食物的好惡極大。孩提時代，討厭吃各種食物，經過青春期以後，這種情形逐漸減少。但是，還是無法生吃高麗菜，而且也討厭吃炸排骨。

當腰痛、坐骨神經痛消除之後，發生不可思議的事。當我在八王子車站前的醫院，擔任院長時，習慣請附近的餐廳爲我送早餐到醫院。有一天，平時不會去注意的沙拉，竟然看起來很好吃似的，那只是簡單的沙拉，一片番茄、一點高麗菜絲、加上一點沙拉醬罷了。但是，感覺很新鮮，於是我動筷子試吃，雖然不是我所喜歡的味道，但是，吃下去時，並沒有產生想要吐出來的感覺，這實在令我很驚訝。以前，即使想吞下去也無法辦到，每次吃高麗菜，都會再吐出來。

由理論上來探討，發覺不喜歡吃的食物到喉深處時，大概是腦神經的第十枝的迷走神經，會出現反射作用。就像牙刷抵住喉深處時，出現「噁！」想吐的感覺一樣。這種現象不再產生，可能是因爲頸部治療後，對迷走神經系等產生影響吧！

事實上，許多有嚴重的食物好惡的患者，在這兒接受治療以後，也會吃一些以前不喜歡的食物了。例如，茄子、蕈類、洋蔥、醬菜、肥肉等。一般過了二十五歲以後，食物的嗜好會改變，對我們這種人而言，這的確是非常幸福的事情。由營養均衡上來看，這也是非常好的事情。

與其指責孩子「一定要吃」，倒不如注意其體格的平衡，這才是最佳的捷徑。

取得平衡

人由健康變成不健康，亦即會出現疾病，這是有原因的。

與健康定義相反的，就是不健康。是指——

「覺得怪怪的、覺得不舒服，有一點痛。」

由這些不定愁訴開始。

但是，卻不見得就會去看醫師，卻說：

「稍微忍一下好了。」

有些人會大而化之的加以忍耐。事實上，這個時候身體就有問題了。如果一直到無法忍耐身體的異常才去看醫師時會知道病名。當患者有了疾病的概念後，大多會感到震憾，然後才肯接受身體異常的事實。

在考慮原因時，很重要的觀念，就是平衡（調和）的想法。關於平衡，許多前輩，曾經以各種的角度來加以叙述。我認爲基本上他們的叙述都是正確的。

在許多的說法之中，將具有代表性的說法加以整理，發覺它們可以分成三類。

首先，就是營養的均衡。以營養學的觀念，叙述現代飲食的不均衡。我認爲這是正確的。因爲以現代而言，攝取營養的均衡，已經崩潰。

過去很少吃牛肉、牛乳的日本民族，明治維新後，開始大量的攝取。對於長久以來吃澱粉、蛋白質、鈣、糖等以保持身體營養均衡的日本民族而言，這是兩種完全不同的想法。雖然並無較大的疾病產生，但是，包括體型的大型化在內，對身體造成的影響，的確很大。

第二次世界大戰以後，現在被稱爲高齡者的人，在當時是處於忍受粗食的時代。對身體而言，當然會有營養失調的現象，但是對長壽而言，卻可能會有正面的作用。

二千年前，雖然有牙周病，但是卻沒有蛀牙的問題，由於攝取糖分，最近蛀牙增加，這是說明營養和疾病因果關係，最簡單的例子。關於現代多種多樣的飲食文化，孰好孰壞，這些就交給營養學專家來說吧！但是，營養的均衡，由醫師強制患者住院，並藉著所謂的醫院食這種武器來加以修正，這與下面要敘述的生活的平衡是相似的。

第二，則是生活的平衡。

電視廣告中，經常會聽到：

「你能夠二十四小時的工作嗎？」

但是，由於有電燈、照明等設備，是可以不論晝夜，全天候進行活動。據說人類生理時鐘的週期爲二十五小時，能夠補正這一小時的人之中，大多是過著晝夜顛倒的生活。這與消除因爲乘飛機引起的時差現象不同，這種生活規律混亂，晝夜平衡產生大幅度的偏差，在深夜營業的店中工作的人，就是這種典型。

人類最理想的作息，是日出而作，日落而息的形態。所以，必須考慮到生活的平衡。與前述的營養的均衡一樣，強迫患者住院，每天早上量體溫、晚上熄燈之後就要患者睡覺，藉此取得平衡。

最後一點，則是假設由人體中央縱剖，則左右的骨骼必須保持平衡。與前述二種的平衡不同，並非入院就可以矯正。這是關於支撐骨盤的根幹想法。當然，身體有上半身和下半身的平衡，以及前後（腹肌和背肌等）的平衡。

與人類三個立體構造有關，使左右得以平衡的關節，經過矯正，取得平衡以後，會發生何種情形？

關於這個平衡，不像陽光、昔日的飲食生活等的標準一樣，可以明確的表達其平衡概念。例如探討顎關節，並不在於額頭和關節之間最理想的數值與距離，而是自己覺得對於咀嚼、說話，不會產生違合感的關節位置。當然因人而異，各有差距。只要存在於該當的位置，在精密檢查時，看來是左右對稱即可。但是，有時會出現左右差，只能說是左邊稍微朝上，或是右邊稍微朝上。然而在資料上顯示出的是比較微妙的差距。所以，人體的構造，實在很奇妙。

目前狀況，當活動困難時，與左右平衡的關節運動性，雖然是屬於不確定的要素，但是，現在並未討論左或右的變化。問題重點在於骨骼是否取得相對調和的位置。對於全身許多疾病或症狀而言，這都算是前階段的重點。所以，可以將它視爲治療醫學或預防醫學，甚至也可以視爲根本健康法。這種骨骼的平衡，不可能經由他人做強制矯正，即使暫時取得平衡，還是會有歪斜的危險性。所以，這個與前述二種平衡一樣，藉著自己的自覺和意識加以維持。靠自己的努力與力量，才能夠逃離疾病得到健康。

關於立體構造的歪斜

人體的立體構造有三處，頭部、胸廓和臀部。

在立體構造之中，於各自取得左右平衡上最重要，而且最具有意義的，是其關節構造。

頭部的代表是顎關節。身爲牙醫，有許多關於這一方面應該說的事情，但是在此暫時割愛。只有一點，就是只要能夠矯正顎關節的平衡，症狀即可改善，包括腰痛、坐骨神經痛在內。不過，我認爲還有一點勉強，因爲三處的立體構造之中，只矯正一處，以整體而言，也只不過矯正三分之一而已。

雖然，有不少的牙醫都這麼說，但是，我並不是批評他們，我認爲牙醫應該注意到全身的平衡問題。頭部還有蝶形骨，這也是具有平衡作用的骨頭。骨中有視神經管，視神經由此通過，也是重要的荷爾蒙組織，即腦下垂體的所在。因此，通常利用X光檢查，藉著觀察這骨頭輪廓的變化，診斷腦下垂體的疾病。有些醫師還提出此骨的平衡說，但是，我認爲這個平衡不易看出，很難實際感受到。

必須擁有經驗上、實證上的明確認識，才知道這平衡是否重要，我是儘可能抱持不談不確定要素的主義。

其次，關於胸廓。這是一個包容肺和心臟，狀似籠子的骨骼，由胸椎、肋骨和胸骨所組成。胸骨與肋骨相連成胸肋關節，胸椎與肋骨連成椎肋關節。各關節都能活動。但是，關節的活動受到韌帶和肋肉的強烈的限制，很難自覺到活動的困難。事實上，當大幅度活動時，的確無法保護重要的心臟和肺。這個狀似籠子的骨骼，其背面的椎肋關節與前面的胸肋關節兩處，有彎曲的肋骨連結，而創造出籠子的空間。當某一個關節稍微變位，當然就會導致整體的歪斜，結果，很有可能會造成胸廓的歪斜。

這個立體構造的上部，有鎖骨和胸骨相連的胸鎖關節，是上臂的起始部。因此，手臂、肩部的症狀，很可能是起於胸廓的變位。

關於胸部立體構造的補正有其理論想法，然而實際感受，是從治療上開始的，因爲觀察胸廓的形狀與疼痛、皮膚症狀的變化的因果關係，發覺很明確的結果。所以，現在已經擁有很多確切的證據。

最後是臀部，這兒有成爲身體中樞的骶骼關節。這是形成骨盤的骶骨和髂骨相連的關節。骶骨承擔上半身的重量，髂骨承擔由下半身經過股關節到腳的刺激。這是一個六～七公分的小關節。雖然這個關節很重要，但是在解剖學等各種醫學範圍上，卻被輕忽了。不過這是有理由的。

因爲捐給醫院，進行解剖學研究的遺體，大多是高齡者，而這個骶骼關節，引起骨性黏連的頻率極高。這是第一個原因。

曾經拜訪大學的解剖學教授，這位熱心的教授，很爽快的讓我看骨盤。

他讓我看三個骨盤，三個之中有二個看起來較大，像是成人的骨盤，另外一個較小，像是小孩的骨盤。兩個成人的骨盤，都能夠用單手拿著。換言之，就是兩側的骶骼關節已經產生骨性的黏連。而小孩的骨盤，必須用鐵絲連接骶骨和髂骨。亦即骶骨與髂骨是分開的。

成人骨盤的骨性黏連頻度較高，因此有人就稱它爲半關節、假關節、不動關節，這也是一般人誤認骨盤不會動的理由。

這時，骨性黏連的二種方式都很類似。當人類骨盤產生變化時，其補強法之一，就是骨骼的添加。

骨骼的添加，首先是在骶骨上面（支撐腰椎面）的左右部位和髂骨裡面，與骶髂關節相鄰部位的高度，有左右的差距，因此在這部位，黏上與骨同色、同材質的物質。

黏法，就像將粘土搓成小圓球，將它壓在偏離的部分一樣。

不只是一處，需要多壓幾個粘土。這樣骶髂關節的下部，骶骨和髂骨才會分開，才有空間。

當然，像這樣的模式，不可能出現在所有人類的身上。我認爲可能會因爲運動的限制或加齡，而出現這種現象。

當時，談到骶髂關節時，教授說：

「可能這個遺體在生前有坐骨神經痛的毛病吧！你看，骶髂關節已經分開了……。」

以上是關於人體三處重要立體構造的想法。如前述般，這並無實證或檢證，因此很難了解，只能夠以實際的感受，掌握其動態。

人類骨骼的左右平衡，必須藉著中央部的一個骨，和左右兩骨以及兩個關節，附著在一起才能夠形成。要取得平衡，當然關節就必須具有可動性。如果不會移動，這個說法就不成立了。

先前所述的關節之中，顎關節，任何人都可以看見，它是活動的。但是，胸肋關節、胸鎖關節和骶髂關節的活動很小，人體很難自覺到它們的活動。

顎關節的活動，只要嘴巴張大，從左右活動時，有些人的顎關節還會發出聲音。換言之，這就是自覺到關節活動的一種指標。

此外，當扭動頸椎或腰椎時，有時也會發出類似的聲音。這表示自己讓關節的可動範圍（ROM）發揮到最大限度的速度時所產生的現象。

成爲指標的聲音，讓我們認識到關節的可動性。不過，並不是沒有聲音，關節就不會動。這一點各位必須了解，否則，單是探討活動中所發出的聲音，無法成爲眞正的治療法。

我叙述胸廓、骶髂關節的可動性，是因爲患者的胸廓形狀變化時，或在進行骶髂關節治療時，能夠經由手實際感受到這種活動。有時發出聲音，有時不會。不過，我確信它是活動的。

這種結果必須得到醫學認同，但是需要有更精密的醫學儀器和技術，才能夠證實之。我相信在不久的將來，在資料上，包括再現性在內的實證時代將會來臨。

在那個時代，就像電影「縮小決死隊」中的情節般，將縮小的潛水艇放入體內，像這樣的話，可能靠肉眼就能夠觀察到關節的活動，也可以將檢查器具放入體內，用電腦來解析它的活動。

這種的檢證法，只有等待將來的發明。在我們這個時代，必須經由經驗，以及利用現代的器具，盡最大的努力，來確認其可能性。

隱藏老化訊息的文明、文化

人出生後，一定會死，這是絕對的眞理。但是其壽命，以前是五十年，現在是八十歲、九十歲。這部分是因爲營養和飲食生活改善。而不可否認，其大部分是由於醫療進步的緣故。以前，老化的象徵是牙、眼睛等各方面的衰退現象。眼睛、牙齒和精力等是老化的徵兆。大家可以實際感受到老化的訊息，現在已經呈現低年齡化的趨勢，不知各位是否察覺了呢?換言之，所謂的新人類，這個年代的人已經出現這些現象。但是，我認爲眞正用心探討其內容的人並不多。

爲何老化會提早呢？在別項敍述。我們現在探討新人類的老化訊息，其中所隱藏的文明與文化、徵兆。先由頭部開始。

（毛髮）

記憶中，國中、高中時，很少看到男學生有少年白，女學生有較細的茶色頭髮。亦即當時孩童的頭皮以及其周圍組織的血液循環良好，機能正常。現代的孩子，男孩有很多少年白，或有茶色頭髮（並非因爲流行染髮所造成的），而女孩的頭髮較細，大多成爲茶色，而且容易掉頭髮。很顯然的是老化的訊息。那麼現在的文化，是如何加以處理呢？當然，會採用染髮的方式，使用防止掉髮的整髮劑，或者是頭髮掉光後，戴假髮。這是文化發達現象嗎？絕對不是的。這只是反應其必要而發達的。

青春期，如果發覺自己與他人不同，白髮增加、頭髮變成茶色、容易掉髮、頭髮分叉等，在年輕時，就感受到這種不利條件的出現，則表示一定隱藏著某些疾病。當然不能以時髦爲藉口加以掩飾。

男孩可能還可以忍受少年白，但是女孩會因爲茶色頭髮、掉髮，使得心理受到嚴重的打擊。絕對不會爲了時髦，將頭髮染成白色或茶色。因此，女孩子可能會努力的，想要隱藏其身體的老化訊息。

禿頭與男性荷爾蒙有關，一般發生在男性身上。但是現在連女性用的假髮都出現了。現在男性型脫毛現象急劇增加。這是由於荷爾蒙失調，以及血液循環不良所導致。各位可以理解，亦即如果沒有需要，就不會成爲文化而發達起來。

（眼睛）

近視、遠視、斜視、眼珠的顏色等與別人不同時，可能是遺傳因子，或是後天環境因子等因素所導致的。眼珠的顏色具有遺傳因子的形質，除此之外，大多是後天因子所造成的影響。

孩提時代，小學生視力較差，必須戴度數較強的眼鏡時，就會被稱爲「眼鏡兒」。由此可知，視力異常的比率很少。現在，據教育部、衛生署的報告，孩童視力異常者，已經到達半數了。也許由於大家都戴眼鏡，所以也不會感到難爲情了。

此外，漫畫中的英雄或女主角，戴眼鏡的情形不少。因此，成爲兒童的一大鼓勵。除此之外，在追求流行的時尚之中，經常聽到廣告的字語，如「眼鏡是臉的一部分」、「爲何不換副眼鏡呢？」等。因而連文化也產生變化。總之，戴眼鏡成爲一種普遍的情形。

視力減退，是因爲眼睛血液循環不良所致，但是，一般都藉著眼鏡或隱形眼鏡，來達到普通的視力。這種情形實在很可怕。自己在高中時，視力開始減退，進入齒科大學時，視力為〇・二、〇・三，現在視力恢復為〇・七、〇・八，即使開車時，也不需要戴眼鏡。

老化的眼睛，一般認為是老花眼（遠視）。但是，包括近視、散光等度數的增加，都是老化的指標。

（鼻）

最近，鼻肌挺直的男孩和女孩減少了。但是，電腦斷層掃描，發現成人和孩童的鼻中隔軟骨彎曲情形不少，不能說這是特別異常症狀，但是，很有可能是由於前額皺紋的聚集，近視而眼睛瞇起來，造成這種形態。其結果，由於鼻的異常，會發展為鼻竇炎、過敏性鼻炎、花粉症等。所以，鼻子還是挺直較好。不過，關於鼻子方面，並無特別的文化、文明的影響（整容另當別論）。

（口唇）

最近，發現口唇線（口唇緊閉時，上下唇抿起來的線）彎曲的人很多。這是口唇緊繃，顏面肌肉不平衡的緣故。此外，演藝界人士，有人認為口唇線彎曲較好，故意凸顯這種形態。孩子們追求時髦，故意模仿，形成這種奇怪的風潮。

最近，口唇乾燥現象不少，甚至有很多「青春唇膏」等，藥用的護唇膏非常暢銷。但是，這是爲了掩飾老化的訊息，而形成的文化。

（牙齒）

由我的專長談牙周病（齒槽膿漏），青年性牙周病有明顯增加的趨勢。換言之，就是支撐牙齒的骨骼，自年輕時就開始被吸收。結果牙齒掉了。年老時牙齒鬆動，這是不可避免的事。但是，年輕時牙齒就掉落，其未來將會很悲慘。

我認爲牙周病的原因，以顎部本身的血液循環不良的可能性極大，發症的關鍵是唾液或細菌。可以由其中任何一個來進行研究。但是，對於單純的蛀牙，因爲其他的要素比較大。所以，不能夠將它視爲老化的訊息。顎部的發育，影響到小兒齒列和永久齒列時，產生現代孩童的下顎窄小現象，這頗讓人擔心。由於顎部窄小，牙齒無法長全，出現叢生（所謂的亂牙），而必須做矯正。我認爲這是所有牙醫，必須認眞考慮的問題。

（肩）

相信各位都聽過四十肩、五十肩。以病名而言，亦即肩關節周圍炎。現在的孩子，抱怨的肩部痠痛，大多屬於肩、肘的疼痛，以及手臂無法用力等，感覺頸、肩、手臂有異常的症狀。在我們孩提時期，這是很少有的事。現在幾乎可說是十肩、二十肩、三十肩了。現代的孩童或年輕人，自覺或他覺到肩的變異時，該如何處理呢？

有所謂的墊肩，即使左右肩有差，可是穿衣服時，只要加上墊肩，就能夠補正，使左右平衡。背皮包和行李的方式，當然也是造成這種症狀的理由。但是，不能夠以此爲藉口，而不去考慮根本的身體歪斜，因爲，這樣是找不出正確的答案。平常儘可能多利用背包等，使雙肩的負荷均衡，避免單側承受重量的生活。

（指甲）

察覺到現代孩童的指甲變化者，到底有多少呢？看現在孩童的指甲，首先會發現指甲根部白色的半月處的不同。半月，是指甲角化之前的狀態，是角化的指標。半月的量，可以視爲健康的象徵，與免疫性疾病、肌肉量有關。如果我能夠再花一些時間在這上面，我可以更有自信的向各位報告。

其次是指甲整體的形狀。和以前相比，有明顯的差異。亦即擁有美麗四方形、長方形者較少。感覺好像指甲埋進周圍的肉中般，不只有啃指甲的壞習慣，而且其發育的方向性，也出現老化的象徵。但是，現代文明中，有許多掩飾方法，因此，很難掌握實情。首先，就是指甲油，不論是透明的、有顏色的，會將半月處的量、顏色和形狀，完全遮蓋住。其次，就是指甲套，不論任何指甲，戴上指甲套後，就完全無法發覺指甲的異常。

像這種文化，絕不可能毫無理由的發達起來。這是在不知不覺之中，人類做出隱瞞身體老化的行爲。

（脚）

我認爲最大問題，就在於腳底的墊子。左右兩腳的長度有差距時，只要在腳底放入墊子，就可以消除這種狀況。左右腳的差距，是很明顯的老化訊息。在我這兒，有一位二十幾歲的女性，兩腳鞋子的尺寸，竟然相差一公分之多。亦即一雙鞋子，一隻鞋子合腳，但另一隻卻覺得太鬆。因此，買鞋時同一款式的鞋子，爲了顧慮左右合腳，而需要買兩雙。

認爲雙腳大小應該一樣的「常識」，現在已經被完全打破了。在討論腳底的墊子或高跟鞋的問題之前，知道有這種狀況存在，確實讓我很驚訝。

（做身體檢查）

臭味（口臭、體臭、狐臭）。

很多以前，就有所謂的潔癖症候群。這些人，恐怕無法和口臭、體臭較強的人親吻、擁抱。甚至對於馬桶，都覺得很髒的人，對臭味是非常敏感的。

爲何會有強烈的口臭或體臭呢？首先關於口臭，除了心因性口臭症以外，一般造成口臭的最大原因，是蛀牙和其他雜菌所引起的腐敗臭。亦即齒垢量的多寡，關係口臭的強烈與否。這可以藉著刷牙和口腔內洗淨劑等加以改變。舌苔量也是同樣情形。對於附著在舌上的細菌，藉著抗生素，或是調整體調，可以產生很大的變化。當然藉著刷牙的方式，保持口腔清潔是很重要的。

我想說的是非細菌引起的臭味。例如由胃往上，經過咽頭、喉頭，逆流而上的臭味。換言之，即使口腔保持清潔，也會出現口臭。這可能是口腔內分泌腺器（大的如唾液腺分泌唾液）所分泌的分泌液性質所致。當然也會受到體調的影響。藉著骨盤療法使唾液流出量增加，就能提升口腔內自淨作用，消除口臭。

體臭、狐臭的想法也是一樣。當身體發冷、代謝不足時，可能會藉著流汗使身體溫熱，這時所產生的臭味，不論是對口、身體或腋下而言，使用消臭劑，都只能暫時緩和症狀而已。

（皮膚）

對於防護夏天日曬，以及保護冬天皮膚乾燥的化妝品很多。尤其對日曬，會造成黑色素代謝混亂，引起如燙傷般的症狀，不只變紅，甚至變黑，出現這種症狀的年輕人增加了。現在他們大量使用日曬美容液、肌膚急速冷卻商品，以及紫外線防護化妝品。但是，想要藉此觀察皮膚、了解老化的狀況，就變得很困難了。

〔體毛〕

這是判斷新人類系的最佳指標。無論男孩或女孩，其背部的體毛，比較濃密。男孩的毛較長，女孩細毛多，而且容易長毛。這種現象很普遍。

對這些情形，會使用脫毛劑、除毛劑或是機械等來剃除體毛。最近很流行。關於體毛，與其說是遺傳性的形質，還不如說是男女的性荷爾蒙失調和老化所致。流行，因需要而成立。換言之，年輕的年齡層中，出現不少的老化訊息。

如果，我們思考以上出現之身體失調的老化訊息，應該能夠預測未來會有何文化產生了。

過去的身心取得平衡的男孩、女孩，是否能夠再出現呢？我想這些都決定於人類自覺所造成的意識或常識的改變。

古代的智慧

活動的根本是「走路」。但是有許多學者卻說，現在走路的機會，只有以往的幾十分之一而已。

現在，不定愁訴增加，不只營養、生活失調，甚至骨骼的活動也失去平衡。

考慮到這些平衡時，發現自古以來日本有些習慣，是非常有智慧的。以下將一一列舉，並探討其有利性。

●肩帶

以前的日本婦人工作時，都要綁肩帶。並非爲了壓住寬大的衣服，而是爲了保持胸、肩部骨骼平衡，而且挺胸時，也能夠自然的挺立。的確是很好的文化。

●高枕

古代人，頭髮很長，梳著髮髻，爲了避免頭髮弄亂，睡較高的枕頭。不過，這個想法對於頸部後方的頸部彎曲，造成很好的影響。

其證明，就是所謂的安眠枕，這種價格昂貴的枕頭卻非常暢銷。但是，我建議各位使用簡單的高枕，效果一樣。

●纏頭

頭蓋關節或縫合，不會大幅度的移動。現在，只有在運動會、示威遊行時，才看得到吧！不過，以前經常可以看到有人在頭部綁一條毛巾，這稱爲纏頭。

數年前，在美國被認可的關於防止脫毛、禿頭的醫療器具之中，有一種如纏頭狀的物品，將它綁在頭上，然後充氣，可以緊縮頭部。關於一天使用次數和時間，我忘了。但

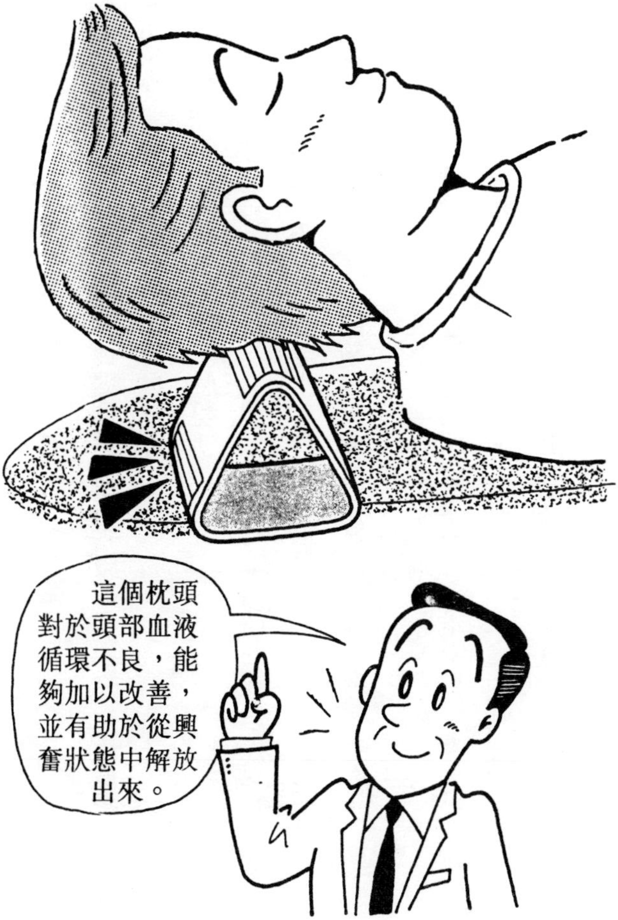
這個枕頭對於頭部血液循環不良，能夠加以改善，並有助於從興奮狀態中解放出來。

是，效果的確非常驚人。纏頭，能夠使額部往上拉，可以拉平皺紋，對鼻子可能也有好的影響。

●兜襠布

俗語說：「要勒緊兜襠布。」亦即遇到事情時，腹部集中力量是最好的。例如相撲選手勒緊兜襠布，就能夠發揮莫大的瞬間爆發力。

事實上，勒緊兜襠布能夠補強腰和骨盤。

現在，我們都是穿三角褲或平口內褲。但是，日本以前的婦女，只是穿著內裙而已。像這種不穿褲子的健康法，現在可能要重新評估其價值了。

男性在從事勞力工作時，使用能夠確實支撐骨盤的兜襠布較適宜。

●綁腿

綁腿，並不是很古老的東西。在各位的印象之中，這是中日戰爭、日俄戰爭等第二次世界大戰時，軍人所使用的。

腳是人的第二心臟。運動時，在小腿肚上綁東西，能夠將血液送回心臟。所以，即使西方也認爲綁腿是好東西。但是，很可惜的，現在只有進行工程的建設業者，才會使用綁腿。

自殺

最近，據說未留遺書的自殺者增加了，這實在非常可怕。更令人震驚的是年紀很小的孩童也自殺。當然，如果是因為生活困苦，或病魔纏身而致此，這種理由尚能理解，但是，像這麼小的孩子，為何會走上這一條路呢？

可能孩子本身有缺陷而感到煩惱，這是我的推測。即使沒有重大疾病或遺傳的不良體質，但是卻覺得：

「我和他不一樣，我是否和其他人都不相同呢？」

或是認為：

「那個傢伙的胸部那麼厚實，為何我是這麼扁平？」

青春期的孩子，或是即將步入青春期的孩子，非常在意他人的眼光。如果在當時，無法改善其自卑感，可能他們會陷入莫名其妙的自卑感之中。

即使是很長的隧道，只要一直往前走，一定會看到出口，若有這種自信，就能夠本著希望努力走下去的。當然，如果沒有希望，那就會半途而廢。

這些孩子們，背負著大人無法了解的心結，很難和父母溝通。

即使和好朋友商談，但是，如果對方並無同樣的心結，談話很難投機。孩子一定會覺得孤獨，覺得沒有人能夠幫助他。

當然，如果能夠以不同的形態，例如，藉著運動、興趣來發散這種想法，就能夠得到解救。但是，如果辦不到，恐怕就無法救助了。

為何自己與別人不同呢？如果和許多的朋友一樣的話，就不會有這麼多的煩惱。但是，當身體出現缺陷，無法對朋友、父母啓口時，又無法靠自己找出解決的方法時，對於未來漫長的人生，就會失去活下去的意識與自信。

雖然有一些機構，會進行情緒不穩定兒童的更生工作。他們說：

「積極的面對大自然中的困難，為了生存目的，克服困難。」

當然，這是正確的說法。但是，這些孩子通常只是注意到自己與大多數孩子的體型不同，擁有這方面的苦惱。因此，如果能夠矯正他們身體上的缺陷，察覺他與其他人之間的體格差異，而加以補正，這會更有效吧！

鼓勵孩子，靠著其瘦小的身體，努力划船，即使船翻了，還要再重新把船翻過來努力往前划。在海中為了求生，當然必須拚命的划，如果身體健全，成功的機會就很大。但是，父母是否能夠成為孩子的引導者，指引他們找到隧道出口呢？如果，自己的孩子與別人不同，是否應該要注意其體格上的補正呢？我認為父母、兄長和其本人，都必須對這方面進行再教育。

雖然大人認為孩子的人生不應該是這麼悲觀，但是，事實上也許孩子心中，的確擁有一些心痛和苦惱吧！

開始實行骨盤療法的理由

最初感覺腰痛是在高三時，當時認為只需要安靜躺二～三天，或是不打自己最愛的網球就能夠使疼痛消除。感覺疼痛的關鍵，就是自己一直想成為網球好手，因此，經常採取彎著腰，準備接球的姿勢，背部經常彎著，無法挺直的緣故。

開始腰痛時，自認為還年輕，不致於太嚴重吧！還是經常參加比賽。於是經過幾個月後，比賽當天，發覺右肩無法上舉，結果，最後我採下方發球方式，僥倖獲勝。

經過一陣子，狀況穩定了。但是，左膝發痛，感覺異常，無法屈伸。後來，進入齒科大學就讀，雖然還是練網球，但是都是利用右膝，進行膝部的屈伸，右膝是無法動彈。成為牙醫的第五年時，被派到長崎大學齒學部工作，為了鍛鍊身體又開始健身，沒想到情況更糟。出現嚴重的網球肘症狀。參加大賽就在決賽之前，突然疼痛加劇，失常了。對於球件感到很抱歉。

這是我的強烈腰痛、坐骨神經痛到發症爲止的疼痛歷史。

但是，當時還未痛到無法動彈的程度。

一九九五年，由長崎大學要回東京醫科齒科大學時，學生都在校門口爲我送行，告別之後，在博多乘夜車，躺在火車狹窄的臥舖上，感到強烈的腰痛。甚至必須扶著腰去買罐裝咖啡，像這樣直到天亮才到達東京。這時候，已經開始惡化了。

回到東京以後，雖然住處、辦公室的整理工作都未處理，並非腰痛就不能進行，只是，總覺得「很累」，自己也不清楚，爲何變得這麼沒有衝勁，很疲倦。到整形外科訂製鐵衣，並接受針灸治療，可是效果不彰。但是，以往的腰痛只限於腰部。回到東京一個月後，腰痛持續著，自認爲腰痛只需要靜躺就能痊癒。五月六日，就一整天躺在床上，效果很好。五月七日進行診療工作，一直工作到晚上。

「躺一躺就能夠治好腰痛。」

我很想大聲的對大家這麼說。

但是，幾小時以後，卻發生改變我命運的事情……。

半夜三點時，與白天的舒適完全相反，一陣劇痛使我醒過來。這是很難以言語表達的疼痛。相信曾經體驗過的人都能了解。雖然覺得自己的忍耐力極強，但是，眞的是發冷、發汗，拚命的與疼痛奮戰，甚至眞想大哭大叫一場。

左邊臀部和由大腿外側到左膝的劇痛。這是我未曾經歷過的疼痛。尤其左膝，就如突然被燒紅的鐵板壓到似的，痛得無法呼吸。只能夠忍受幾秒到幾十秒。不知這種疼痛何時還會再出現。直等到早上，到整形外科診療，臀部注射止痛劑，但是疼痛仍然無法消除。於是住進大型醫院的整形外科，這位醫師的注射，非常有效。

總之，這讓我熟睡六個小時。

雖然強烈疼痛頻率減低，但是卻無法安靜的躺著。自己也有自覺，後來又聽到同房的患者說：

「山田先生，第一天晚上，你雖然沒有叫痛，但是你從床上爬起來，爬到一樓的大廳和外面的擔架上睡，最後是護士把你找回來的呢！」

當他們告訴我時，我很驚訝。住院的第二天晚上被帶到治療室時，他們對我說：「山田醫師，我知道你很能忍耐，但是痛的時候，你就要說啊！」當時聽他這麼一說，我大聲的哭。至今仍然無法忘懷當時的情景。

住院二週以後，回到身爲內科醫師父親那兒靜養。雖然住院時，強烈疼痛緩和了，但是左膝覺得很冷，無法站立，不能進行診療工作。為了想儘早恢復工作，於是計劃進入草津的復健醫院，住院當天早上（是十三日的星期五）看報紙得知這消息，還買了有關骶骼關節的書，這就是改變我人生的開端。研究書中內容，了解之後，我想嘗試一次，於是彎著身體，一步一步的走到附近的治療所。

雖然當天是休息日，但是醫師看到我來求診，還是非常爽快的為我診療。效果實在令我非常驚訝，輕微治療之後，在臀部綁上橡皮帶，我就能夠腳步堅定的走路。不僅如此，腰部疼痛減輕許多。這就是我推展骨盤療法的關鍵。

治療五天之後，最初發症的部位，又產生與當初相同的劇痛，四天之中，疼痛銳減，根據理論，身體會出現反應痛，我都能了解，下決心要度過這段時期。後來，也感受到幾次的疼痛，但是，我了解這是逐漸恢復理想平衡的反應。

接受三個月治療，以及橡皮帶的幫助，終於自九月開始，我能夠重返大學醫院的醫局工作，的確效果驚人。在醫院向同事打招呼說：「坐下時，尾骨會動哦！」大家都笑了起來，不過也使他們覺得很驚訝。

因為醫師們不認為骨盤會移動。如果我和他們處於同樣立場時，也會採取同樣的行動。

但是，經過這一層的認識之後。最近，我希望能夠以各種的形態，推廣到醫學界。事實上，整形外科的醫師也開始注意骶骼關節，也有人從這兒找尋病因。

不過關於骶骼關節論，只有少數的整形外科醫師了解。現在，在外科雜誌上，還看不到關於這些手技療法、徒手推拿法或是利用橡皮帶進行的臀部治療法等。關於這個想法，我仍然比不上骨盤調整法的大師——五味雅吉醫師。

他把這當做天職，他的治療技術對於腰痛、坐骨神經痛的功績，在現代民間醫療中是出類拔萃的，況且他的經驗豐富，實在令人尊敬，我很感謝他。我認為檢證其理論，將其簡單明瞭的告訴大衆，是我身為骨盤療法師的使命。

現在，應該是醫師、牙醫、護士、指壓師、按摩師、營養師以及放射線技師等，採取整體體制，藉此處理患者的問題。其根本是對人「親切」、「謙虚」，對病「以毅然的態度去面對」，這種醫療就是我的夢想。

醫道與患者道

「醫是仁術」，醫師的職責，是去除患者的痛苦。因此，除了需要擁有自大學到醫局的知識之外，還必須有日新月異的見識，藉此診療患者。

經過診治患者的嘗試行錯誤之中，能夠確立藥物等的處方，以及醫療方法。

雖然並不像「白色巨塔」所述，醫師的知識、經驗、技術，必須經過徒弟制度來繼承。不過，我認爲這是很重要的。關係人命的事，一位經驗淺的醫師，他必須要向前輩醫師們請教。除了經驗以外，也需要注意世界醫學的潮流，進行最大的努力，這才是醫師的使命。當然最好的醫療，是最適合這時代的方法和藥物。這個手段絕對不會使患者痛苦。進行當時的最好醫療行爲。

例如，藥物副作用有量的差距，可能在生命危急時，也必須使用了。但是，不會出現強烈副作用、能夠發揮特效藥的作用，才是正確的想法。

使用對患者最好的藥物，當時非常有效，患者很高興。但是經過幾年、幾十年後，當藥物引起弊端時，就有人會責怪醫師。這不是一件很殘酷的事情嗎?當時，世界都確認其效果，所以，不應該責難醫師。

現代，與其考慮這些問題，倒不如相信患者本身的治癒力，往這方向努力，才是最重要的。往者已矣，不必去追悔。引導患者朝向光明的方向，才是現代醫師該走的醫道。

我是醫師，但我也是曾經經歷強烈疼痛的患者。

那些痛苦的經驗，甚至使我想要自殺、想要切斷自己的腳，所以，我能夠了解患者的想法。當身體出現異常時，能夠倚賴的，就只有醫師了。當然也會有期待和不安。各種的異常，使情緒低落、鬱悶，患者也會觀察醫師，對如醫師觀察患者一樣。束手無措狀態下的患者，除了信賴醫師以外，沒有其他的辦法。所以一般的患者，大多會找風評好的、朋友介紹的和有名的醫師。而且，事實上也都治好了。不過，如果疼痛無法緩和時，當然信賴醫師的意識也會薄弱。但是有的患者，會在中途揮去這種薄弱的意志，繼續請求醫師醫治，而且會繼續向醫師訴苦。

本身不努力而想治好疾病，那是不可能的；不看清目標，光靠醫師，這種信賴感的意志也會動搖。因此很多患者，就會離開這一位醫師，去找別人。經過嘗試錯誤之後，發現某些藥物能夠發揮很好的力量時，就會信賴這位醫師，這種形態對於了解原因的疾病而言，當然能夠發揮作用。但是，現代的慢性病或疼痛，並非如此。

如果疾病原因，不能夠以細菌、病毒或遺傳來加以說明時，當然信賴醫師的意志降低，可能會有負面的想法。有時，認爲很好的藥物，卻出現副作用，因此，對於自己信賴醫師的感覺，產生疑惑，甚至責怪醫師。

在此，希望各位了解，醫師絕對不會做出令患者痛苦的行爲。醫師會持續其醫道，患者也必須信賴醫師，持續其患者之道。

不要隨便責怪醫師，或是醫療從業人員。有許多諮詢（說明和同意）的醫師，只有年節送禮時才去拜訪。最好找一位能夠了解自己想法的醫師，以謙虛的態度信賴醫師，這才是基本的患者之道。

變革（使命）

政治家與醫師這二種職業，自古以來就備受尊敬。

政治家爲國、爲民努力學習，由鄉鎮到最高學府的大學中學習，或是到海外學習更多的知識、見識，將整個社會引導到好的方向。

醫師幫助病人逃脫病痛，保護人們的生命。拚命學習，二次大戰之前，要學德文，最近，英文、德文都要了解，並且要告訴患者有關身體構造和組織的知識，以及急救患者脫離疾病。

一般人認爲這都是偉大、值得尊敬的對象。如果同村中有大醫師的出現，大家都會覺得很有光彩。

目前政治正處於變革時期的「政治改革」。眞正的政治，要進行選舉，開始詢問政治家的眞價值。我並非政治評論家，但是對於政治方面，希望能夠反映民意。

醫師，過去被尊稱爲醫師大人，因爲治病和救命是非常偉大的職業。需要通過困難的升學考試，腦中塡塞著龐大的知識，同時要面對各種難病。當然都是社會的精英。現在幾乎所有的醫師，都如希波克拉提斯的誓言般，持續著傳承的使命。

但是對於不斷增加的疾病、病名、症狀和患者，即使再怎麼努力，都還是有些小缺點。

西方醫學所考慮的是對付感染症的藥物歷史，以及利用外傷痲醉藥的手術歷史，這些都是很了不起的歷史。像對付赤痢、霍亂等細菌，發明特效藥。對付蛇、蠍子、河豚等用解毒劑，以及去除遭到破壞內臟的手術等，對於人類的貢獻眞的不勝枚舉。

但是慢性病之中，有一些不能夠只以細菌、病毒來說明的疾病增加了。對這些原因不明的疾病，可以說是進入一個未曾經驗過的時代。

例如腰痛、坐骨神經痛，無法找出特別的細菌，骨骼也無異常。疼痛時，只能夠藉著止痛藥或靜養的處置。雖然知道可能是老化的因素，但是也無可奈何。此外，以經驗醫學而言，腰痛只要靜養就能痊癒。

因此，五味雅吉醫師察覺到骨盤的歪斜，對於治療醫學而言，掀起了一大意識改革，這並不奇怪。我認爲高超的治癒力和技術會留傳後世。如果有醫師願意面對這個觀點，側耳傾聽，並主動請教，這不是很棒嗎？擁有這種意識對患者而言，是非常好的想法。這些知識和技術，並不是很特殊。這種簡單明瞭的理論，可以將其推廣到世界各處。

不論是醫師或治療師，只是專注於技能的磨練，這種見樹不見林的作法，我並不贊同。

應該要以謙虛的態度，吸收更多情報，同時致力於健康醫學的發展。

以醫師的立場而言，發生在人體的疾病，不可能藉由動物實驗，就完全證明或承認某種方法的適用性，而且試管中的實驗，也不見得能夠完全擊退疾病。

觀察從事治療者，也必須警戒秘技、特殊能力等風潮，需要具備更多的醫療知識，避免宗教性和魅力性的依賴。

政治家或醫師（醫療從業者），必須為衆人著想，再認識一些嶄新的事物，我認為這種小意識改革的時期來到。這是那些從事受人尊敬職業者重新架構的捷徑……。

我經常聽到患者們說：

「醫師您這兒的治療師，每個都很親切，很仔細的聽我們敘說，都是好人。」

對我而言，這是最令我高興的事。還有人說：

「在這兒的治療師們，好像是專業的鼓勵者似的。」

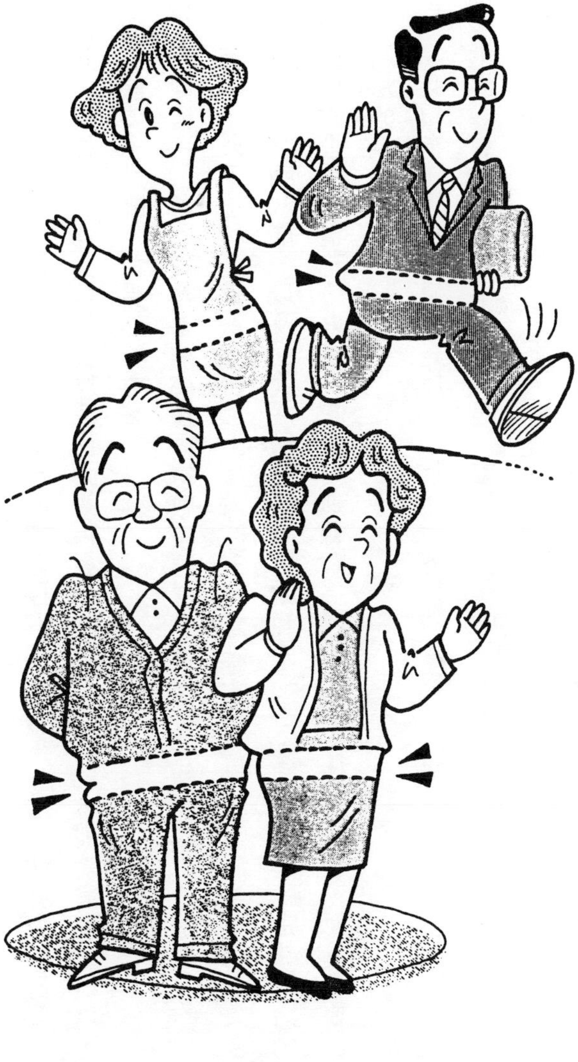

的確如此，調整本身的歪斜，走向光明大道。喚起患者的勇氣，使他們不要脫離患者道……。這就是我們治療所的本質。

不只要具備指壓或按摩師的資格，對患者要傾聽其煩惱，抱持著一起努力的態度。否則即使設定了目標，在遇到好轉反應或反彈等再發症狀時，可能就會前功盡棄。所以，這時候不要忘記要多鼓勵，並更加努力。

橡皮帶健康法，並非只在臀部綁橡皮帶做扭腰就可以應付各種疾病。若是輕度的腰痛和坐骨神經痛，藉著這種運動法，再加上患者的堅強意志，就能克服疼痛。不過，大多數如骨盤、胸鎖、胸肋關節，以及椎間關節的運動可動範圍縮小，換言之，就是關節活動不良，而出現小的歪斜。這時，以擴大關節可動範圍爲目的，進行伸展運動，而且還要併用有助於運動法的療法。

當然，必須在醫師拍攝過X光片，以及進行各種的診斷之後，才能實行。所以，我並不會指責別人販賣橡皮帶是不對，但是，當出現反應時，如果沒有提供手技療法的支援體系，那就很危險了。

我認爲由醫師診治，加上治療師的協助，以及患者本身努力進行橡皮帶運動，這種三位一體的體制，才是最安全、確實的療法。

以前，有一位腰部劇疼而打電話來求助的患者，本來他打算當天下午，準備住在他家附近的整形外科，但是，他聽到朋友提到橡皮帶，特別打電話來詢問。當然，我不能夠叫他立刻過來，於是我教他一個緊急處置法，就是教他利用腳踏車的內胎，治癒他的疼痛。幾個小時之後，他打電話來說：「劇痛消失了，已經可以走路」。當時，我聽說這位患者的兩個女兒都是醫師，一個在東大醫學部，一個在女子醫大，令我很驚訝。

在我們這兒，只要是身體的煩惱，不論是治療師，或是事務員，都會站在患者的立場，爲他們著想，給予指導。雖然因患者的不同，會有個別差異。但是，如果是擁有信念的患者，只靠一通電話，就能夠取得其信賴的例子，也是有的。

急性感染症或意外事故等所造成的損傷、外傷、或者是因爲遺傳的因素所導致的嚴重畸形、末期癌症、蛀牙等，無法適用這種健康法的例子很多。但是，如果經過各種診斷，發現並無特別的異常，而且原因不明，或是醫師建議使用保存性療法時，就可以使用我們的這種療法。

現在的醫療有兩大潮流。大致上不良物或異物，都利用自家移植或他家移植的方式，以人工物做替換，這是最尖端的科技。另外一種，則是利用本身的活性化，委賴自然治癒力的作法。這兩者成爲現代醫療的兩大根幹。

無論是哪一種，對於健康，生命的想法都非常正當。並無孰是、孰非之分。兩者能夠巧妙搭配是最理想。我認爲這種同步時代才是先進的想法。

不可以只考慮局部，必須考慮到整個人體。這種掌握人體的整體醫學，應該公諸於世，讓大家知道。

後記　發現奇蹟的醫師證言

四十五年前，在開始進行復興的北關東的前橋市開設小兒科、內科醫院。經過世態變遷，以及困難，在許多患者那兒學到很多。在醫療世界，今日與當時相比，無論在診療、治療、檢查技術、器具、方法上，改變了很多。科學方面，尤其是以電爲主的電子科學、雷射等，非常進步，已經細分到分子階段了。利用顯微鏡、內視鏡動手術，或者是新抗生素、疫苗、荷爾蒙合成等的開發，令人讚嘆西方醫學在征服疾病方面的威力。

過去人生是五十年，現在甚至可以到達百年。但是，相反的以往沒有出現的副作用和毛病，也不斷增加了。這也是事實。

在我七十七歲壽誕時，兩個兒子的長男（仁）擔任醫師和藥劑師，次男（晶）成爲牙醫，使我覺得很高興。

但是，兩個兒子卻都遇到原因不明的腰痛。雖然他們都是醫師。可是　經過各種的治療都無效。一家的前途面臨絕望的危機。

這種劇痛無法處理，只好進行溫泉復健。讓阿晶住進朋友的醫院，阿仁則利用安靜療法進行觀察。

很幸運的，遇到五味雅吉先生所提出的「自然療能」、「骨盤療法」，將住院所需的用品放在車上，到自然療能會群馬縣分部的木村治療院。

無法動彈，因爲疼痛而不斷呻吟的阿晶，在身爲醫師的我之前站了起來，而且能夠走路。

「去除了！不痛了。」

當他又叫又嚷時，我眞的是嚇呆了。對於發生在我眼前的奇蹟，就像做夢一樣又驚又喜。我向神祈禱，如果是夢希望這個夢永遠不要醒。

我們得到解救。

第二天開始，一大早就到治療院治療。有幾次出現好轉反應的疼痛。這時，就用濕布、塞劑、注射加以處理。大約一個月後，阿晶自己能夠開車去接受治療。八月時可以回到醫院工作。阿仁接受治療，結果幾天後就能回去工作了。

他們兩人的體驗，改變了我的人生觀。

五十年前，書上告訴我們，骨盤是不會動的。但是，基於五味先生骶骼關節可動說的療法的事實，我卻不得不承認骨盤是可動的。衷心感謝，深表敬意。

基於阿仁、阿晶的體驗，成立「骨盤療法」的手技療法，以及「橡皮帶療法」併用的療法。

而且開設「骨盤健康中心」。只要從來本中心的客人超過五千人，就知道其效果。

以手技療法爲主體，自行使用橡皮帶的效果，安全、便宜而且有效，深受好評。

此外，骨盤療法的效果。就是施術部分與新開發的手技非常適合，才能產生這麼不可思議的效果。

像肩頭腕症候群、氣喘、視力（調整障礙）、自律神經失調症等不定愁訴諸症，以及現在成爲問題的異位性皮膚炎，使用這種療法都能見效。

從腰痛到異位性皮膚炎，包括前述疾病在內，希望今後有更多人來認識骨盤療法。

人類的肉體上有其構造、體格、五感器官、內臟等的狀況，同時還有情緒性的精神面。在成長環境中生活，不論對肉體或精神而言，能夠過著機能最佳的社會生活，這種滿足的狀態才是健康。

因此，矯正體型，使其取得平衡，是骨盤療法的根本想法。

根據報導，配合醫療人士的要求，日本衛生署已經設置「基於充分說明而同意」的檢討委員會，並著手建立醫療手冊。

醫療本身就應該是醫學、醫術、醫道一體的，是成立於醫療從業者與患者間的緊密關係之上，是爲了讓痛苦者幸福而成立的。

希望骨盤療法也能夠成爲Comprehensive Medicine的一大支柱，對社會有所貢獻。

山田　昇太郎

對本書如有疑問，請洽詢ペルビック健康センター

■ペルビック健康センター（**骨盤健康中心**）

日本國東京都新宿區水道町1～32

電　話：03－5261－5441

FAX：03－5261－5443

大展出版社有限公司	圖書目錄

地址：台北市北投區11204
致遠一路二段12巷1號
郵撥： 0166955～1
電話：(02) 8236031
8236033
傳眞：(02) 8272069

•法律專欄連載•電腦編號 58

台大法學院 法律學系／策劃
法律服務社／編著

①別讓您的權利睡著了[1]	200元
②別讓您的權利睡著了[2]	200元

•秘傳占卜系列•電腦編號 14

①手相術	淺野八郎著	150元
②人相術	淺野八郎著	150元
③西洋占星術	淺野八郎著	150元
④中國神奇占卜	淺野八郎著	150元
⑤夢判斷	淺野八郎著	150元
⑥前世、來世占卜	淺野八郎著	150元
⑦法國式血型學	淺野八郎著	150元
⑧靈感、符咒學	淺野八郎著	150元
⑨紙牌占卜學	淺野八郎著	150元
⑩ＥＳＰ超能力占卜	淺野八郎著	150元
⑪猶太數的秘術	淺野八郎著	150元
⑫新心理測驗	淺野八郎著	160元
⑬塔羅牌預言秘法	淺野八郎著	元

•趣味心理講座•電腦編號 15

①性格測驗１	探索男與女	淺野八郎著	140元
②性格測驗２	透視人心奧秘	淺野八郎著	140元
③性格測驗３	發現陌生的自己	淺野八郎著	140元
④性格測驗４	發現你的真面目	淺野八郎著	140元
⑤性格測驗５	讓你們吃驚	淺野八郎著	140元
⑥性格測驗６	洞穿心理盲點	淺野八郎著	140元
⑦性格測驗７	探索對方心理	淺野八郎著	140元
⑧性格測驗８	由吃認識自己	淺野八郎著	140元

⑨性格測驗9　戀愛知多少		淺野八郎著	160元
⑩性格測驗10　由裝扮瞭解人心		淺野八郎著	140元
⑪性格測驗11　敲開內心玄機		淺野八郎著	140元
⑫性格測驗12　透視你的未來		淺野八郎著	140元
⑬血型與你的一生		淺野八郎著	160元
⑭趣味推理遊戲		淺野八郎著	160元
⑮行爲語言解析		淺野八郎著	160元

・婦 幼 天 地・電腦編號16

①八萬人減肥成果	黃靜香譯	180元
②三分鐘減肥體操	楊鴻儒譯	150元
③窈窕淑女美髮秘訣	柯素娥譯	130元
④使妳更迷人	成　玉譯	130元
⑤女性的更年期	官舒妍編譯	160元
⑥胎內育兒法	李玉瓊編譯	150元
⑦早產兒袋鼠式護理	唐岱蘭譯	200元
⑧初次懷孕與生產	婦幼天地編譯組	180元
⑨初次育兒12個月	婦幼天地編譯組	180元
⑩斷乳食與幼兒食	婦幼天地編譯組	180元
⑪培養幼兒能力與性向	婦幼天地編譯組	180元
⑫培養幼兒創造力的玩具與遊戲	婦幼天地編譯組	180元
⑬幼兒的症狀與疾病	婦幼天地編譯組	180元
⑭腿部苗條健美法	婦幼天地編譯組	180元
⑮女性腰痛別忽視	婦幼天地編譯組	150元
⑯舒展身心體操術	李玉瓊編譯	130元
⑰三分鐘臉部體操	趙薇妮著	160元
⑱生動的笑容表情術	趙薇妮著	160元
⑲心曠神怡減肥法	川津祐介著	130元
⑳內衣使妳更美麗	陳玄茹譯	130元
㉑瑜伽美姿美容	黃靜香編著	150元
㉒高雅女性裝扮學	陳珮玲譯	180元
㉓蠶糞肌膚美顏法	坂梨秀子著	160元
㉔認識妳的身體	李玉瓊譯	160元
㉕產後恢復苗條體態	居理安・芙萊喬著	200元
㉖正確護髮美容法	山崎伊久江著	180元
㉗安琪拉美姿養生學	安琪拉蘭斯博瑞著	180元
㉘女體性醫學剖析	增田豐著	220元
㉙懷孕與生產剖析	岡部綾子著	180元
㉚斷奶後的健康育兒	東城百合子著	220元
㉛引出孩子幹勁的責罵藝術	多湖輝著	170元

㉜培養孩子獨立的藝術	多湖輝著	170元
㉝子宮肌瘤與卵巢囊腫	陳秀琳編著	180元
㉞下半身減肥法	納他夏・史達賓著	180元
㉟女性自然美容法	吳雅菁編著	180元
㊱再也不發胖	池園悅太郎著	170元
㊲生男生女控制術	中垣勝裕著	220元
㊳使妳的肌膚更亮麗	楊　皓編著	170元
㊴臉部輪廓變美	芝崎義夫著	180元
㊵斑點、皺紋自己治療	高須克彌著	180元
㊶面皰自己治療	伊藤雄康著	180元
㊷隨心所欲瘦身冥想法	原久子著	180元
㊸胎兒革命	鈴木丈織著	元

・青 春 天 地・電腦編號 17

①A血型與星座	柯素娥編譯	120元
②B血型與星座	柯素娥編譯	120元
③O血型與星座	柯素娥編譯	120元
④AB血型與星座	柯素娥編譯	120元
⑤青春期性教室	呂貴嵐編譯	130元
⑥事半功倍讀書法	王毅希編譯	150元
⑦難解數學破題	宋釗宜編譯	130元
⑧速算解題技巧	宋釗宜編譯	130元
⑨小論文寫作秘訣	林顯茂編譯	120元
⑪中學生野外遊戲	熊谷康編著	120元
⑫恐怖極短篇	柯素娥編譯	130元
⑬恐怖夜話	小毛驢編譯	130元
⑭恐怖幽默短篇	小毛驢編譯	120元
⑮黑色幽默短篇	小毛驢編譯	120元
⑯靈異怪談	小毛驢編譯	130元
⑰錯覺遊戲	小毛驢編譯	130元
⑱整人遊戲	小毛驢編著	150元
⑲有趣的超常識	柯素娥編譯	130元
⑳哦！原來如此	林慶旺編譯	130元
㉑趣味競賽100種	劉名揚編譯	120元
㉒數學謎題入門	宋釗宜編譯	150元
㉓數學謎題解析	宋釗宜編譯	150元
㉔透視男女心理	林慶旺編譯	120元
㉕少女情懷的自白	李桂蘭編譯	120元
㉖由兄弟姊妹看命運	李玉瓊編譯	130元
㉗趣味的科學魔術	林慶旺編譯	150元

㉘趣味的心理實驗室	李燕玲編譯	150元
㉙愛與性心理測驗	小毛驢編譯	130元
㉚刑案推理解謎	小毛驢編譯	130元
㉛偵探常識推理	小毛驢編譯	130元
㉜偵探常識解謎	小毛驢編譯	130元
㉝偵探推理遊戲	小毛驢編譯	130元
㉞趣味的超魔術	廖玉山編著	150元
㉟趣味的珍奇發明	柯素娥編著	150元
㊱登山用具與技巧	陳瑞菊編著	150元

・健 康 天 地・電腦編號18

①壓力的預防與治療	柯素娥編譯	130元
②超科學氣的魔力	柯素娥編譯	130元
③尿療法治病的神奇	中尾良一著	130元
④鐵證如山的尿療法奇蹟	廖玉山譯	120元
⑤一日斷食健康法	葉慈容編譯	150元
⑥胃部強健法	陳炳崑譯	120元
⑦癌症早期檢查法	廖松濤譯	160元
⑧老人痴呆症防止法	柯素娥編譯	130元
⑨松葉汁健康飲料	陳麗芬編譯	130元
⑩揉肚臍健康法	永井秋夫著	150元
⑪過勞死、猝死的預防	卓秀貞編譯	130元
⑫高血壓治療與飲食	藤山順豐著	150元
⑬老人看護指南	柯素娥編譯	150元
⑭美容外科淺談	楊啟宏著	150元
⑮美容外科新境界	楊啟宏著	150元
⑯鹽是天然的醫生	西英司郎著	140元
⑰年輕十歲不是夢	梁瑞麟譯	200元
⑱茶料理治百病	桑野和民著	180元
⑲綠茶治病寶典	桑野和民著	150元
⑳杜仲茶養顏減肥法	西田博著	150元
㉑蜂膠驚人療效	瀨長良三郎著	150元
㉒蜂膠治百病	瀨長良三郎著	180元
㉓醫藥與生活	鄭炳全著	180元
㉔鈣長生寶典	落合敏著	180元
㉕大蒜長生寶典	木下繁太郎著	160元
㉖居家自我健康檢查	石川恭三著	160元
㉗永恒的健康人生	李秀鈴譯	200元
㉘大豆卵磷脂長生寶典	劉雪卿譯	150元
㉙芳香療法	梁艾琳譯	160元

㉚醋長生寶典	柯素娥譯	180元
㉛從星座透視健康	席拉・吉蒂斯著	180元
㉜愉悅自在保健學	野本二士夫著	160元
㉝裸睡健康法	丸山淳士等著	160元
㉞糖尿病預防與治療	藤田順豐著	180元
㉟維他命長生寶典	菅原明子著	180元
㊱維他命C新效果	鐘文訓編	150元
㊲手、腳病理按摩	堤芳朗著	160元
㊳AIDS瞭解與預防	彼得塔歇爾著	180元
㊴甲殼質殼聚糖健康法	沈永嘉譯	160元
㊵神經痛預防與治療	木下眞男著	160元
㊶室內身體鍛鍊法	陳炳崑編著	160元
㊷吃出健康藥膳	劉大器編著	180元
㊸自我指壓術	蘇燕謀編著	160元
㊹紅蘿蔔汁斷食療法	李玉瓊編著	150元
㊺洗心術健康秘法	竺翠萍編譯	170元
㊻枇杷葉健康療法	柯素娥編譯	180元
㊼抗衰血癒	楊啟宏著	180元
㊽與癌搏鬥記	逸見政孝著	180元
㊾冬蟲夏草長生寶典	高橋義博著	170元
㊿痔瘡・大腸疾病先端療法	宮島伸宜著	180元
51膠布治癒頑固慢性病	加瀨建造著	180元
52芝麻神奇健康法	小林貞作著	170元
53香煙能防止癡呆？	高田明和著	180元
54穀菜食治癌療法	佐藤成志著	180元
55貼藥健康法	松原英多著	180元
56克服癌症調和道呼吸法	帶津良一著	180元
57Ｂ型肝炎預防與治療	野村喜重郎著	180元
58青春永駐養生導引術	早島正雄著	180元
59改變呼吸法創造健康	原久子著	180元
60荷爾蒙平衡養生秘訣	出村博著	180元
61水美肌健康法	井戶勝富著	170元
62認識食物掌握健康	廖梅珠編著	170元
63痛風劇痛消除法	鈴木吉彥著	180元
64酸莖菌驚人療效	上田明彥著	180元
65大豆卵磷脂治現代病	神津健一著	200元
66時辰療法——危險時刻凌晨４時	呂建強等著	180元
67自然治癒力提升法	帶津良一著	180元
68巧妙的氣保健法	藤平墨子著	180元
69治癒Ｃ型肝炎	熊田博光著	180元
70肝臟病預防與治療	劉名揚編著	180元

㉑腰痛平衡療法	荒井政信著	180元
㉒根治多汗症、狐臭	稻葉益巳著	220元
㉓40歲以後的骨質疏鬆症	沈永嘉譯	180元
㉔認識中藥	松下一成著	180元
㉕氣的科學	佐佐木茂美著	180元

• 實用女性學講座 • 電腦編號 19

①解讀女性內心世界	島田一男著	150元
②塑造成熟的女性	島田一男著	150元
③女性整體裝扮學	黃靜香編著	180元
④女性應對禮儀	黃靜香編著	180元
⑤女性婚前必修	小野十傳著	200元
⑥徹底瞭解女人	田口二州著	180元
⑦拆穿女性謊言88招	島田一男著	200元

• 校 園 系 列 • 電腦編號 20

①讀書集中術	多湖輝著	150元
②應考的訣竅	多湖輝著	150元
③輕鬆讀書贏得聯考	多湖輝著	150元
④讀書記憶秘訣	多湖輝著	150元
⑤視力恢復！超速讀術	江錦雲譯	180元
⑥讀書36計	黃柏松編著	180元
⑦驚人的速讀術	鐘文訓編著	170元
⑧學生課業輔導良方	多湖輝著	180元
⑨超速讀超記憶法	廖松濤編著	180元
⑩速算解題技巧	宋釗宜編著	200元

• 實用心理學講座 • 電腦編號 21

①拆穿欺騙伎倆	多湖輝著	140元
②創造好構想	多湖輝著	140元
③面對面心理術	多湖輝著	160元
④偽裝心理術	多湖輝著	140元
⑤透視人性弱點	多湖輝著	140元
⑥自我表現術	多湖輝著	180元
⑦不可思議的人性心理	多湖輝著	150元
⑧催眠術入門	多湖輝著	150元
⑨責罵部屬的藝術	多湖輝著	150元
⑩精神力	多湖輝著	150元

⑪厚黑說服術　多湖輝著　150元
⑫集中力　多湖輝著　150元
⑬構想力　多湖輝著　150元
⑭深層心理術　多湖輝著　160元
⑮深層語言術　多湖輝著　160元
⑯深層說服術　多湖輝著　180元
⑰掌握潛在心理　多湖輝著　160元
⑱洞悉心理陷阱　多湖輝著　180元
⑲解讀金錢心理　多湖輝著　180元
⑳拆穿語言圈套　多湖輝著　180元
㉑語言的內心玄機　多湖輝著　180元

・超現實心理講座・電腦編號 22

①超意識覺醒法　詹蔚芬編譯　130元
②護摩秘法與人生　劉名揚編譯　130元
③秘法！超級仙術入門　陸　明譯　150元
④給地球人的訊息　柯素娥編著　150元
⑤密教的神通力　劉名揚編著　130元
⑥神秘奇妙的世界　平川陽一著　180元
⑦地球文明的超革命　吳秋嬌譯　200元
⑧力量石的秘密　吳秋嬌譯　180元
⑨超能力的靈異世界　馬小莉譯　200元
⑩逃離地球毀滅的命運　吳秋嬌譯　200元
⑪宇宙與地球終結之謎　南山宏著　200元
⑫驚世奇功揭秘　傅起鳳著　200元
⑬啟發身心潛力心象訓練法　栗田昌裕著　180元
⑭仙道術遁甲法　高藤聰一郎著　220元
⑮神通力的秘密　中岡俊哉著　180元
⑯仙人成仙術　高藤聰一郎著　200元
⑰仙道符咒氣功法　高藤聰一郎著　220元
⑱仙道風水術尋龍法　高藤聰一郎著　200元
⑲仙道奇蹟超幻像　高藤聰一郎著　200元
⑳仙道鍊金術房中法　高藤聰一郎著　200元
㉑奇蹟超醫療治癒難病　深野一幸著　220元
㉒揭開月球的神秘力量　超科學研究會　180元
㉓西藏密教奧義　高藤聰一郎著　250元

・養生保健・電腦編號 23

①醫療養生氣功　黃孝寬著　250元

②中國氣功圖譜	余功保著	230元
③少林醫療氣功精粹	井玉蘭著	250元
④龍形實用氣功	吳大才等著	220元
⑤魚戲增視強身氣功	宮　嬰著	220元
⑥嚴新氣功	前新培金著	250元
⑦道家玄牝氣功	張　章著	200元
⑧仙家秘傳袪病功	李遠國著	160元
⑨少林十大健身功	秦慶豐著	180元
⑩中國自控氣功	張明武著	250元
⑪醫療防癌氣功	黃孝寬著	250元
⑫醫療強身氣功	黃孝寬著	250元
⑬醫療點穴氣功	黃孝寬著	250元
⑭中國八卦如意功	趙維漢著	180元
⑮正宗馬禮堂養氣功	馬禮堂著	420元
⑯秘傳道家筋經內丹功	王慶餘著	280元
⑰三元開慧功	辛桂林著	250元
⑱防癌治癌新氣功	郭　林著	180元
⑲禪定與佛家氣功修煉	劉天君著	200元
⑳顛倒之術	梅自強著	360元
㉑簡明氣功辭典	吳家駿編	360元
㉒八卦三合功	張全亮著	230元

•社會人智囊• 電腦編號 24

①糾紛談判術	清水增三著	160元
②創造關鍵術	淺野八郎著	150元
③觀人術	淺野八郎著	180元
④應急詭辯術	廖英迪編著	160元
⑤天才家學習術	木原武一著	160元
⑥猫型狗式鑑人術	淺野八郎著	180元
⑦逆轉運掌握術	淺野八郎著	180元
⑧人際圓融術	澀谷昌三著	160元
⑨解讀人心術	淺野八郎著	180元
⑩與上司水乳交融術	秋元隆司著	180元
⑪男女心態定律	小田晉著	180元
⑫幽默說話術	林振輝編著	200元
⑬人能信賴幾分	淺野八郎著	180元
⑭我一定能成功	李玉瓊譯	180元
⑮獻給青年的嘉言	陳蒼杰譯	180元
⑯知人、知面、知其心	林振輝編著	180元
⑰塑造堅強的個性	坂上肇著	180元

⑱爲自己而活	佐藤綾子著	180元
⑲未來十年與愉快生活有約	船井幸雄著	180元
⑳超級銷售話術	杜秀卿譯	180元
㉑感性培育術	黃靜香編著	180元
㉒公司新鮮人的禮儀規範	蔡媛惠譯	180元
㉓傑出職員鍛鍊術	佐佐木正著	180元
㉔面談獲勝戰略	李芳黛譯	180元
㉕金玉良言撼人心	森純大著	180元
㉖男女幽默趣典	劉華亭編著	180元
㉗機智說話術	劉華亭編著	180元
㉘心理諮商室	柯素娥譯	180元
㉙如何在公司頭角崢嶸	佐佐木正著	180元
㉚機智應對術	李玉瓊編著	200元

•精 選 系 列• 電腦編號 25

①毛澤東與鄧小平	渡邊利夫等著	280元
②中國大崩裂	江戶介雄著	180元
③台灣・亞洲奇蹟	上村幸治著	220元
④7-ELEVEN高盈收策略	國友隆一著	180元
⑤台灣獨立	森　詠著	200元
⑥迷失中國的末路	江戶雄介著	220元
⑦2000年5月全世界毀滅	紫藤甲子男著	180元
⑧失去鄧小平的中國	小島朋之著	220元

•運 動 遊 戲• 電腦編號 26

①雙人運動	李玉瓊譯	160元
②愉快的跳繩運動	廖玉山譯	180元
③運動會項目精選	王佑京譯	150元
④肋木運動	廖玉山譯	150元
⑤測力運動	王佑宗譯	150元

•休 閒 娛 樂• 電腦編號 27

①海水魚飼養法	田中智浩著	300元
②金魚飼養法	曾雪玫譯	250元
③熱門海水魚	毛利匡明著	元
④愛犬的敎養與訓練	池田好雄著	250元

•銀髮族智慧學• 電腦編號 28

①銀髮六十樂逍遙	多湖輝著	170元
②人生六十反年輕	多湖輝著	170元
③六十歲的決斷	多湖輝著	170元

•飲 食 保 健• 電腦編號 29

①自己製作健康茶	大海淳著	220元
②好吃、具藥效茶料理	德永睦子著	220元
③改善慢性病健康藥草茶	吳秋嬌譯	200元
④藥酒與健康果菜汁	成玉編著	250元

•家庭醫學保健• 電腦編號 30

①女性醫學大全	雨森良彥著	380元
②初爲人父育兒寶典	小瀧周曹著	220元
③性活力強健法	相建華著	200元
④30歲以上的懷孕與生產	李芳黛編著	220元
⑤舒適的女性更年期	野末悅子著	200元
⑥夫妻前戲的技巧	笠井寬司著	200元
⑦病理足穴按摩	金慧明著	220元
⑧爸爸的更年期	河野孝旺著	200元
⑨橡皮帶健康法	山田晶著	200元
⑩33天健美減肥	相建華等著	180元
⑪男性健美入門	孫玉祿編著	180元

•心 靈 雅 集• 電腦編號 00

①禪言佛語看人生	松濤弘道著	180元
②禪密教的奧秘	葉逯謙譯	120元
③觀音大法力	田口日勝著	120元
④觀音法力的大功德	田口日勝著	120元
⑤達摩禪106智慧	劉華亭編譯	220元
⑥有趣的佛教研究	葉逯謙編譯	170元
⑦夢的開運法	蕭京凌譯	130元
⑧禪學智慧	柯素娥編譯	130元
⑨女性佛教入門	許俐萍譯	110元
⑩佛像小百科	心靈雅集編譯組	130元
⑪佛教小百科趣談	心靈雅集編譯組	120元

⑫佛教小百科漫談	心靈雅集編譯組	150元
⑬佛教知識小百科	心靈雅集編譯組	150元
⑭佛學名言智慧	松濤弘道著	220元
⑮釋迦名言智慧	松濤弘道著	220元
⑯活人禪	平田精耕著	120元
⑰坐禪入門	柯素娥編譯	150元
⑱現代禪悟	柯素娥編譯	130元
⑲道元禪師語錄	心靈雅集編譯組	130元
⑳佛學經典指南	心靈雅集編譯組	130元
㉑何謂「生」　阿含經	心靈雅集編譯組	150元
㉒一切皆空　般若心經	心靈雅集編譯組	150元
㉓超越迷惘　法句經	心靈雅集編譯組	130元
㉔開拓宇宙觀　華嚴經	心靈雅集編譯組	130元
㉕真實之道　法華經	心靈雅集編譯組	130元
㉖自由自在　涅槃經	心靈雅集編譯組	130元
㉗沈默的教示　維摩經	心靈雅集編譯組	150元
㉘開通心眼　佛語佛戒	心靈雅集編譯組	130元
㉙揭秘寶庫　密教經典	心靈雅集編譯組	180元
㉚坐禪與養生	廖松濤譯	110元
㉛釋尊十戒	柯素娥編譯	120元
㉜佛法與神通	劉欣如編著	120元
㉝悟（正法眼藏的世界）	柯素娥編譯	120元
㉞只管打坐	劉欣如編著	120元
㉟喬答摩・佛陀傳	劉欣如編著	120元
㊱唐玄奘留學記	劉欣如編著	120元
㊲佛教的人生觀	劉欣如編譯	110元
㊳無門關（上卷）	心靈雅集編譯組	150元
㊴無門關（下卷）	心靈雅集編譯組	150元
㊵業的思想	劉欣如編著	130元
㊶佛法難學嗎	劉欣如著	140元
㊷佛法實用嗎	劉欣如著	140元
㊸佛法殊勝嗎	劉欣如著	140元
㊹因果報應法則	李常傳編	140元
㊺佛教醫學的奧秘	劉欣如編著	150元
㊻紅塵絕唱	海　若著	130元
㊼佛教生活風情	洪丕謨、姜玉珍著	220元
㊽行住坐臥有佛法	劉欣如著	160元
㊾起心動念是佛法	劉欣如著	160元
㊿四字禪語	曹洞宗青年會	200元
51妙法蓮華經	劉欣如編著	160元
52根本佛教與大乘佛教	葉作森編	180元

(53)大乘佛經	定方晟著	180元
(54)須彌山與極樂世界	定方晟著	180元
(55)阿闍世的悟道	定方晟著	180元
(56)金剛經的生活智慧	劉欣如著	180元

・經 營 管 理・電腦編號 01

◎創新經營六十六大計（精）	蔡弘文編	780元
①如何獲取生意情報	蘇燕謀譯	110元
②經濟常識問答	蘇燕謀譯	130元
④台灣商戰風雲錄	陳中雄著	120元
⑤推銷大王秘錄	原一平著	180元
⑥新創意・賺大錢	王家成譯	90元
⑦工廠管理新手法	琪　輝著	120元
⑨經營參謀	柯順隆譯	120元
⑩美國實業24小時	柯順隆譯	80元
⑪撼動人心的推銷法	原一平著	150元
⑫高竿經營法	蔡弘文編	120元
⑬如何掌握顧客	柯順隆譯	150元
⑭一等一賺錢策略	蔡弘文編	120元
⑯成功經營妙方	鐘文訓著	120元
⑰一流的管理	蔡弘文編	150元
⑱外國人看中韓經濟	劉華亭譯	150元
⑳突破商場人際學	林振輝編著	90元
㉑無中生有術	琪輝編著	140元
㉒如何使女人打開錢包	林振輝編著	100元
㉓操縱上司術	邑井操著	90元
㉔小公司經營策略	王嘉誠著	160元
㉕成功的會議技巧	鐘文訓編譯	100元
㉖新時代老闆學	黃柏松編著	100元
㉗如何創造商場智囊團	林振輝編譯	150元
㉘十分鐘推銷術	林振輝編譯	180元
㉙五分鐘育才	黃柏松編譯	100元
㉚成功商場戰術	陸明編譯	100元
㉛商場談話技巧	劉華亭編譯	120元
㉜企業帝王學	鐘文訓譯	90元
㉝自我經濟學	廖松濤編譯	100元
㉞一流的經營	陶田生編著	120元
㉟女性職員管理術	王昭國編譯	120元
㊱ＩＢＭ的人事管理	鐘文訓編譯	150元
㊲現代電腦常識	王昭國編譯	150元

㊳電腦管理的危機	鐘文訓編譯	120元
㊴如何發揮廣告效果	王昭國編譯	150元
㊵最新管理技巧	王昭國編譯	150元
㊶一流推銷術	廖松濤編譯	150元
㊷包裝與促銷技巧	王昭國編譯	130元
㊸企業王國指揮塔	松下幸之助著	120元
㊹企業精銳兵團	松下幸之助著	120元
㊺企業人事管理	松下幸之助著	100元
㊻華僑經商致富術	廖松濤編譯	130元
㊼豐田式銷售技巧	廖松濤編譯	180元
㊽如何掌握銷售技巧	王昭國編著	130元
㊿洞燭機先的經營	鐘文訓編譯	150元
52新世紀的服務業	鐘文訓編譯	100元
53成功的領導者	廖松濤編譯	120元
54女推銷員成功術	李玉瓊編譯	130元
55ＩＢＭ人才培育術	鐘文訓編譯	100元
56企業人自我突破法	黃琪輝編著	150元
58財富開發術	蔡弘文編著	130元
59成功的店舖設計	鐘文訓編著	150元
61企管回春法	蔡弘文編著	130元
62小企業經營指南	鐘文訓編譯	100元
63商場致勝名言	鐘文訓編譯	150元
64迎接商業新時代	廖松濤編譯	100元
66新手股票投資入門	何朝乾　編	200元
67上揚股與下跌股	何朝乾編譯	180元
68股票速成學	何朝乾編譯	200元
69理財與股票投資策略	黃俊豪編著	180元
70黃金投資策略	黃俊豪編著	180元
71厚黑管理學	廖松濤編譯	180元
72股市致勝格言	呂梅莎編譯	180元
73透視西武集團	林谷燁編譯	150元
76巡迴行銷術	陳蒼杰譯	150元
77推銷的魔術	王嘉誠譯	120元
7860秒指導部屬	周蓮芬編譯	150元
79精銳女推銷員特訓	李玉瓊編譯	130元
80企劃、提案、報告圖表的技巧	鄭　汶　譯	180元
81海外不動產投資	許達守編譯	150元
82八百伴的世界策略	李玉瓊譯	150元
83服務業品質管理	吳宜芬譯	180元
84零庫存銷售	黃東謙編譯	150元
85三分鐘推銷管理	劉名揚編譯	150元

國家圖書館出版品預行編目資料

橡皮帶健康法/山田晶、山田昇太郎著；張果馨譯
——初版，——臺北市，大展，民86
面；　　公分，——（家庭醫學保健；9）
譯自：腰痛撃退ゴムバンド健康法
ISBN 957-557-721-3（平裝）
1. 治療法
418.9　　86006234

橡皮帶健康法

ISBN 957-557-721-3

原著者/山田晶、山田昇太郎
編著者/張　果　馨
發行人/蔡　森　明
出版者/大展出版社有限公司
社　址/台北市北投區（石牌）致遠一路2段12巷1號
電　話/（02）8236031・8236033
傳　真/（02）8272069
郵政劃撥/0166955-1
登記證/局版臺業字第2171號
承印者/國順圖書印刷公司
裝　訂/嶸興裝訂有限公司
排版者/弘益電腦排版有限公司
電　話/（02）5611592
初版1刷/1997年（民86年）7月

定　價/180元

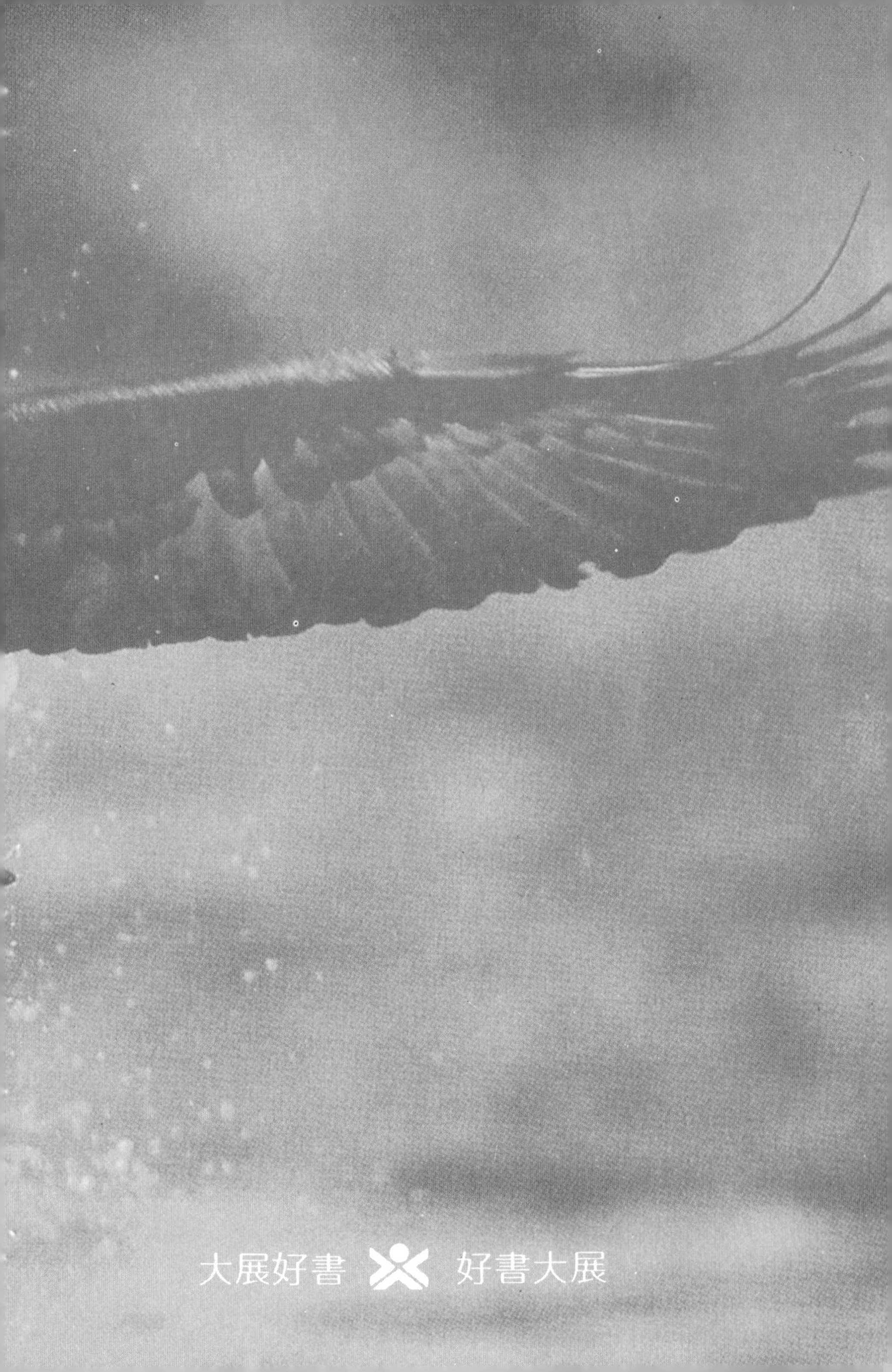
大展好書
好書大展

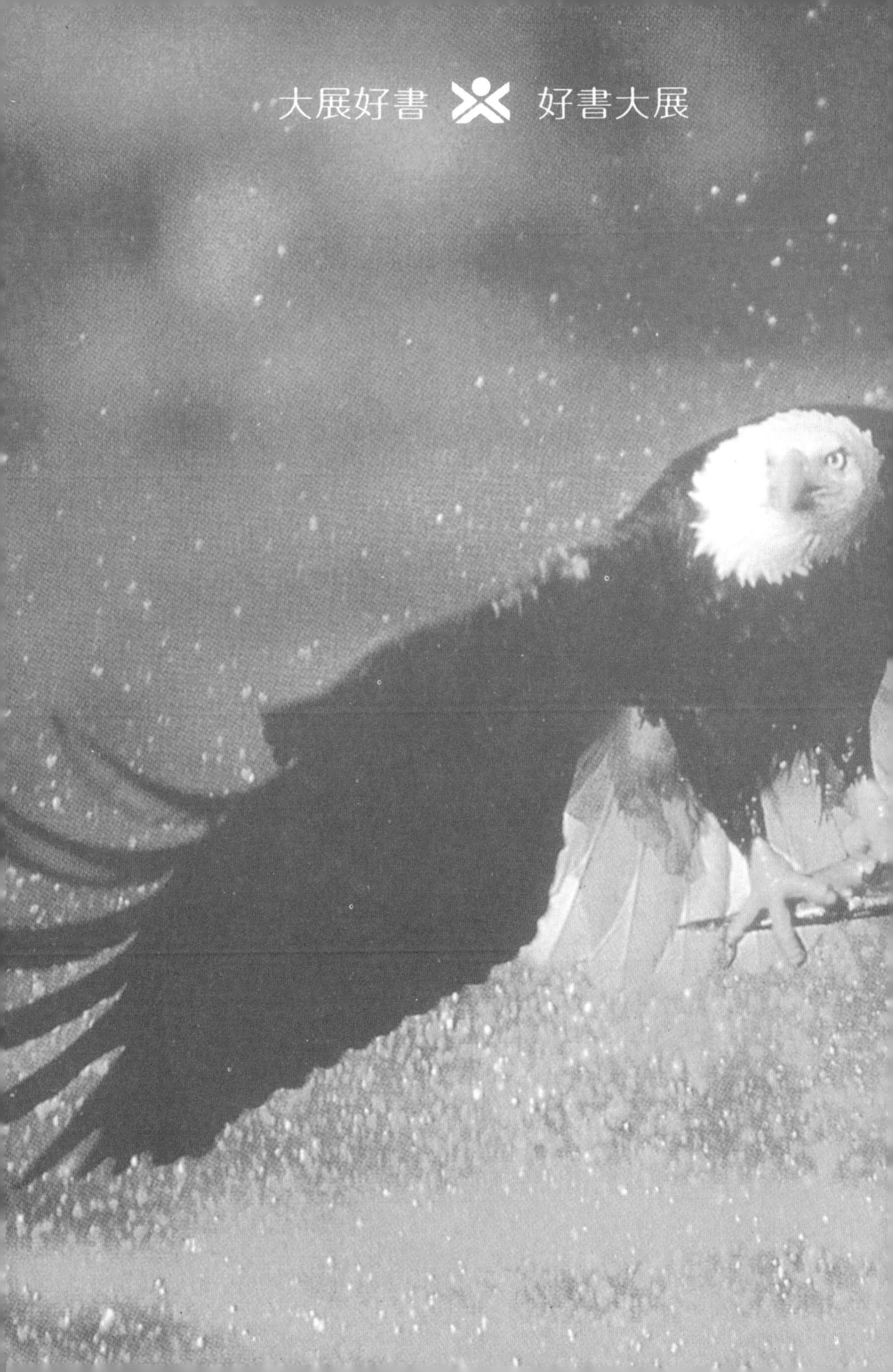
大展好書 好書大展